Salud, nutrición y dietética. SANP0007

Antonio Caro Sánchez-Lafuente

ic editorial

Salud, nutrición y dietética. SANP0007
© Antonio Caro Sánchez-Lafuente

1ª Edición

© IC Editorial, 2024

Editado por: IC Editorial
c/ Cueva de Viera, 2, Local 3
Centro Negocios CADI
29200 Antequera (Málaga)
Teléfono: 952 70 60 04
Fax: 952 84 55 03
Correo electrónico: iceditorial@iceditorial.com
Internet: www.iceditorial.com

ISBN: 978-84-1184-463-5
Depósito Legal: MA 2633-2024

Impresión: PODiPrint
Impreso en Andalucía – España

Nota de la editorial: IC Editorial pertenece a Innovación y Cualificación S. L.

Especialidad formativa

Se entiende por especialidad formativa la agrupación de contenidos, competencias profesionales y especificaciones técnicas que responde a un conjunto de actividades de trabajo enmarcadas en una fase del proceso de producción y con funciones afines.

Las especialidades formativas de Uso General, Formación Complementaria, Formación Modular y las especialidades formativas dirigidas a la obtención de certificados de profesionalidad se incluyen en el Fichero de Especialidades del Servicio Público de Empleo Estatal para su gestión en todo el territorio nacional por cualquier Administración competente.

Las especialidades complementarias pertenecen todas a la Familia profesional de Formación Complementaria (FCO) y tienen la consideración de formación transversal en áreas que se consideran prioritarias tanto en el marco de la Estrategia Europea para el Empleo y del Sistema Nacional de Empleo como en las directrices establecidas por la Unión Europea. Se consideran áreas prioritarias las relativas a tecnologías de la información y la comunicación, la prevención de riesgos laborales, la sensibilización en medio ambiente, la promoción de la igualdad, la orientación profesional y aquellas otras que se establezcan por la Administración competente.

Las especialidades de Certificado de profesionalidad tienen una duración especificada en su normativa reguladora.

En el resultado de la búsqueda, se muestran las unidades de competencia, todos los módulos formativos con su duración y las unidades formativas del certificado correspondiente, con su duración. Las horas del certificado, exclusivo de las especialidades de certificado de profesionalidad, con alta igual o superior a 2008, son las horas totales más las horas del módulo de Prácticas Profesionales no Laborales.

- **Si la especialidad tiene unidades formativas,** las horas totales, presencial, distancia, teleformación serán igual a la suma de esas horas de las unidades formativas de los distintos módulos, sin que se repita ninguna Unidad formativa.

➲ **Si la especialidad no tiene unidades formativas,** las horas totales, presencial, distancia, teleformación serán igual a las sumas de esas horas de los módulos formativos, eliminando las horas de los módulos repetidos.

https://sede.sepe.gob.es/especialidadesformativas/RXBuscadorEFRED/BusquedaEspecialidades.do

(Fuente: Servicio Público de Empleo Estatal)

Índice

Unidad de Aprendizaje 1
Introducción a la anatomía y fisiopatología de los aparatos digestivo y endocrino

1. Introducción   13
2. Conocimiento del sistema digestivo   13
3. Conocimiento acerca de las patologías digestivas   38
4. Conocimiento acerca del sistema endocrino   42
5. Conocimiento acerca de las patologías endocrinas   49
6. Resumen   51
   Ejercicios de autoevaluación   55

Unidad de Aprendizaje 2
Conocimiento básico sobre alimentación y nutrición. Primeros pasos en salud y nutrición

1. Introducción   61
2. Identificación de los principios de nutrición   61
3. Conocimiento acerca de carbohidratos y fibra dietética   64
4. Conocimiento acerca de los lípidos, proteínas, vitaminas y minerales   70
5. Conocimiento de la importancia del agua   87
6. Identificación del proceso de nutrición   89
7. Resumen   93
   Ejercicios de autoevaluación   95

Unidad de Aprendizaje 3
Categorización de los diferentes grupos de alimentos

1. Introducción   101
2. Conocimiento acerca de los alimentos y su composición   101
3. Clasificación de los alimentos   106
4. Identificación de alimentos nuevos   109
5. Identificación de los aditivos alimentarios   110

6. Conocimiento acerca de la leche y productos lácteos 117
7. Conocimiento acerca de las carnes, huevos y pescados 119
8. Conocimiento acerca de legumbres, tubérculos
   y frutos secos 124
9. Conocimiento de las hortalizas y frutas 130
10. Conocimiento acerca de los cereales 132
11. Conocimiento de las grasas y aceites 136
12. Identificación de los alimentos de servicio 139
13. Resumen 143
    Ejercicios de autoevaluación 145

Unidad de Aprendizaje 4
Relación entre alimentación y salud

1. Introducción 151
2. Aplicación de una alimentación saludable 151
3. Consecución de un equilibrio alimentario.
   Conocimiento e identificación de las normas
   y características que rigen el equilibrio nutritivo 154
4. Identificación de las principales relaciones
   entre energía y nutrientes 157
5. Elaboración de guías alimentarias o dietéticas 160
6. Conocimiento de la dieta mediterránea 161
7. Comprensión de la importancia de la alimentación
   y su relación con la salud 165
8. Identificación de los mitos y errores sobre la alimentación 169
9. Resumen 178
   Ejercicios de autoevaluación 181

Unidad de Aprendizaje 5
Aplicación de las medidas nutritivas básicas para las diferentes etapas de la vida

1. Introducción 187
2. Alimentación infantil 187
3. Alimentación en la adolescencia 193
4. Alimentación del adulto 202
5. Alimentación en la tercera edad 206
6. Resumen 213
   Ejercicios de autoevaluación 215

Unidad de Aprendizaje 6
Nutrición saludable: conocimiento de dietas terapéuticas

1. Introducción   221
2. Conocimiento de dietoterapia   221
3. Nutrición enteral y parenteral   239
4. Resumen   243
   Ejercicios de autoevaluación   245

Glosario   249

Bibliografía   253

OBJETIVOS GENERALES

Los objetivos generales del **Salud, nutrición y dietética. SANP0007,** son los siguientes:

- Conocer los aspectos fundamentales de la nutrición de una persona y las propiedades de aquellos alimentos que la componen en las distintas etapas de su vida.
- Desarrollar los conocimientos correspondientes al funcionamiento del sistema digestivo, endocrino, las diferentes patologías y clasificación y nutrientes de los alimentos.
- Adquirir conocimientos básicos acerca de los elementos nutritivos que requiere una persona en las distintas etapas de su vida.
- Adquirir conocimientos sobre las partes y patologías propias del sistema digestivo y endocrino.
- Adquirir conocimientos sobre los principios nutricionales y el proceso nutricional en el ser humano, así como las características de los diferentes nutrientes alimentarios (macronutrientes y micronutrientes).
- Conocer las características, composición y clasificación de los alimentos, permitiendo su posterior conjugación en el diseño de pautas correctas de alimentación.
- Saber cuáles son las relaciones existentes entre una alimentación y nutrición equilibrada y la correcta salud, exponiendo la importancia del correcto seguimiento de la dieta mediterránea, así como la identificación de falsos mitos y errores sobre alimentación.
- Identificar los requerimientos nutricionales en las diferentes etapas de la vida, facilitando el diseño de unas pautas alimenticias correctas.
- Conocer las bases de las dietas destinadas al tratamiento de diversas patologías.

Introducción a la anatomía y fisiopatología de los aparatos digestivo y endocrino

Contenido

1. Introducción
2. Conocimiento del sistema digestivo
3. Conocimiento acerca de las patologías digestivas
4. Conocimiento acerca del sistema endocrino
5. Conocimiento acerca de las patologías endocrinas
6. Resumen

Objetivos

El objetivo general de esta Unidad de Aprendizaje es:

→ Adquirir conocimientos sobre las partes y patologías propias del sistema digestivo y endocrino.

Los objetivos específicos de esta Unidad de Aprendizaje son:

→ Diferenciar las partes y principales patologías del sistema digestivo.

→ Identificar las hormonas secretoras y las patologías de los tejidos y órganos.

1. Introducción

Los organismos vivos superiores están formados por tejidos que forman estructuras, denominadas órganos, los cuales, en torno a su función, se agrupan en aparatos o sistemas. De ahí el denominado sistema digestivo, una estructura de carácter tubular complementada por estructuras de morfología más maciza que permiten su comunicación y que se denominan glándulas anexas.

La estructura del sistema digestivo diferencia entre ectodermo, endodermo y mesodermo, siendo la boca parte del ya citado ectodermo.

El sistema digestivo está representado por: la boca, la faringe, el esófago, el estómago, el intestino delgado y el intestino grueso. Incluye además las glándulas anejas, siendo las más comunes la saliva y las aportadas por el hígado.

Una adecuada salud nutricional también se ve influida por el sistema endocrino, representado por las glándulas que fabrican hormonas, y que cumplen una función de control y estimulación en el funcionamiento de los órganos y tejidos.

Para ofrecer una mayor practicidad al estudio y presentación del sistema digestivo, el sistema endocrino, así como sus patologías asociadas, expondremos los ejemplos o casos acontecidos en los centros de salud, nutrición y dietética LSCA.

2. Conocimiento del sistema digestivo

 HILO CONDUCTOR

Los centros de salud, nutrición y dietética LSCA reciben hoy a nuevos usuarios, todos ellos interesados en comenzar una dieta, con el fin de mejorar su estado de salud.

La primera de las sesiones informativas va a dar a conocer a cada uno de los usuarios las características del sistema digestivo y endocrino, así como las posibles patologías asociadas a cada uno de ellos. Así, se pretende establecer

Continúa en página siguiente >>

<< Viene de página anterior

una futura relación en torno a la importancia de una adecuada alimentación, no solo basándose en aspectos estéticos, sino también en relación con el buen funcionamiento interno de los sistemas o aparatos.

El sistema digestivo está representado por **distintos componentes,** que van desde las estructuras propias del tubo digestivo (boca, faringe, esófago, etc.) hasta las que, siendo independientes, contribuyen en el proceso digestivo; son las denominadas glándulas anejas (glándulas salivales, biliares y pancreáticas).

El sistema digestivo será el encargado de **transformar los alimentos** para que puedan ser absorbidos y utilizados por las células del organismo, realizando funciones de transporte, secreción, absorción y excreción.

 IMPORTANTE

Las enzimas digestivas posibilitan la absorción de glúcidos, lípidos y proteínas, pudiendo ser absorbidas y transportadas por la sangre.

2.1. Boca

La boca, también denominada cavidad bucal o cavidad oral, representa el **comienzo del aparato digestivo.** Es la apertura por la que se ingieren los alimentos, de tal manera que, con su apertura o cierre, se comunica la cavidad con el exterior. Las paredes laterales de la cavidad bucal la forman las mejillas, constituidas por el músculo bucinador, y está tapizada en su cara interna por tejido epitelial estratificado no queratinizado. Entre las mejillas y los dientes se forma un espacio que se denomina vestíbulo. El techo de la cavidad lo forma una parte dura y fija que corresponde al paladar óseo y, posterior a este, una parte blanda y móvil que se corresponde con el velo del paladar o paladar blando, que termina en la úvula. La parte posterior de la boca, donde se comunica con la faringe, se llama fauces. El suelo de la cavidad bucal está constituido por distintos músculos, de los que el más notorio e importante, por su función tanto en la deglución como en el habla, es la lengua. En el suelo de la boca se abren los conductos de las glándulas salivales sublinguales y submaxilares y es una zona rica en vasos sanguíneos.

En la siguiente imagen verás dónde está ubicada cada una de las partes mencionadas:

Partes de la boca

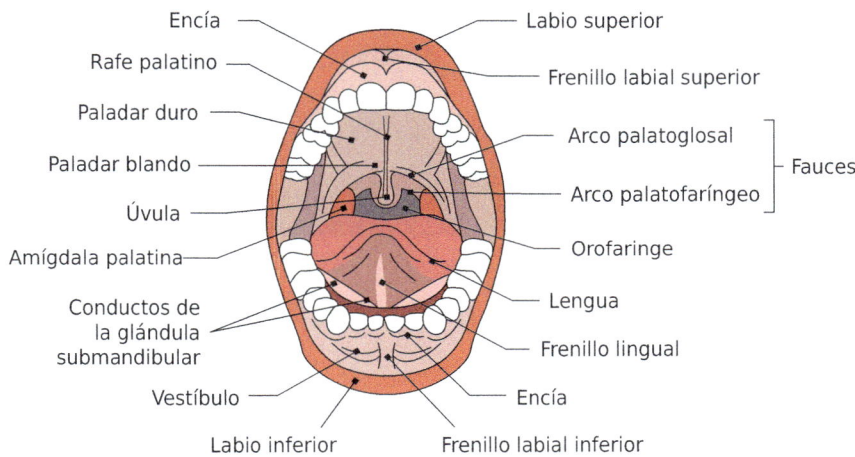

 **NOTA**

De las partes indicadas, las dos estructuras fundamentales en la función digestiva son la lengua y los dientes.

La función de la boca en el proceso digestivo es fundamental, y se diferencian las siguientes acciones:

Masticar
- Mediante el movimiento de la mandíbula y la presión de los dientes se produce la degradación de los alimentos.

Continúa en página siguiente >>

<< Viene de página anterior

Salivar
- La saliva representa el primer jugo digestivo, contribuyendo con la degradación del alimento. En este caso se relaciona con una degradación química, que seguirá su proceso en etapas posteriores (a nivel intestinal).

Deglutir
- Proceso asociado a dos fases:
    - Fase voluntaria. La lengua impulsa el bolo alimenticio hasta la faringe.
    - Fase involuntaria. La epiglotis va hacia atrás y cierra el orificio superior de la laringe impidiendo el ingreso del bolo en la tráquea.

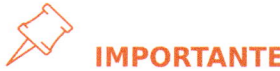

IMPORTANTE

En la boca también se encuentran los receptores sensoriales del gusto (papilas gustativas), que permiten conocer las características del producto, permitiendo o no su aceptación. Por tanto, aunque no presente una acción mecánica en el proceso digestivo, es importante indicar su valor como sistema preventivo (detección y aceptación).

Lengua

Se trata de una estructura cónica constituida por tejido muscular estriado o esquelético. Se divide en tres partes: **raíz** (parte trasera), **cuerpo** (parte central) y **ápice** (punta de la lengua).

Podrás ver estas partes en la siguiente imagen:

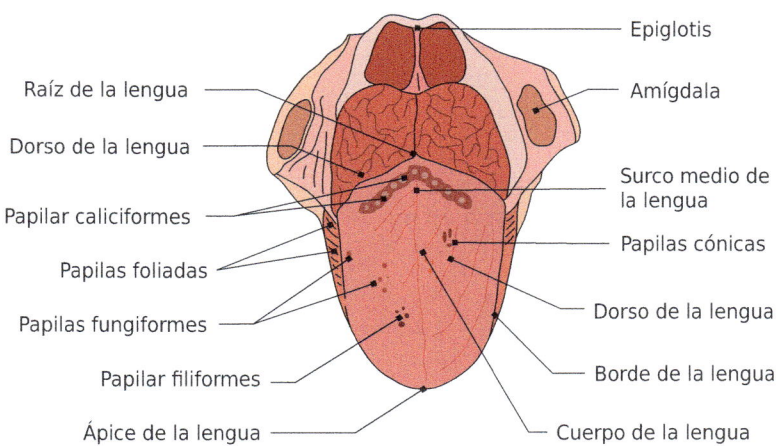

En la parte superior de la lengua se encuentran las **papilas linguales.** Podemos distinguir cuatro tipos:

Filiformes	Fungiformes
- Se trata de las papilas que dan textura rasposa a la lengua, necesaria para formar el bolo alimenticio y detectar la temperatura de los productos ingeridos. Son las más numerosas.	- Son las papilas gustativas de gran tamaño, localizadas en los bordes, pudiendo contener botones o poros gustativos.

Foliadas	Caliciformes
- Se trata de las papilas alojadas en los bordes de la lengua a nivel de la unión de la parte central y la raíz.	- Se encuentran en la parte posterior de la lengua y suponen un número mínimo en relación a las demás ya citadas (de 6 a 12). Son altas y están rodeadas de un surco, y permiten la detección del sabor amargo.

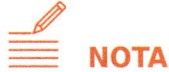

NOTA

Las papilas gustativas poseen los denominados **botones gustativos,** que reaccionan frente a cuatro estímulos, correspondiendo con los sabores dulce, salado, amargo y ácido.

Zonas de sabores

Papilas
para el sabor
amargo

Papilas
para el sabor
dulce

Papilas
para el sabor
ácido

Papilas
para el sabor
salado

ACTIVIDAD COMPLEMENTARIA

1. Además de los cuatro sabores presentados, en la actualidad se habla de un quinto sabor, denominado *umami,* cuyo significado se asocia con "sabroso". Está presente en muchos de los productos de consumo habitual, como los quesos, los pescados, el marisco, etc., así como productos en los que se usa como ingrediente el glutamato monosódico.

   Busca información sobre el sabor *umami* y su correspondencia con el glutamato monosódico, y señala qué parte de la lengua permite identificarlo.

Dientes

Se trata de estructuras óseas que facilitan la **fricción y trituración de los alimentos,** diferenciándose cuatro tipos de piezas, según su función específica:

- **Incisivos:** pieza dental de una sola raíz. Su función principal se relaciona con el corte de los alimentos.
- **Caninos**: pieza dental de una sola raíz. Su función principal es desgarrar.
- **Premolares**: pieza dental con dos raíces. Su función principal es la masticación.
- **Molares**: pieza dental con tres o cuatro raíces. Su función principal es la masticación.

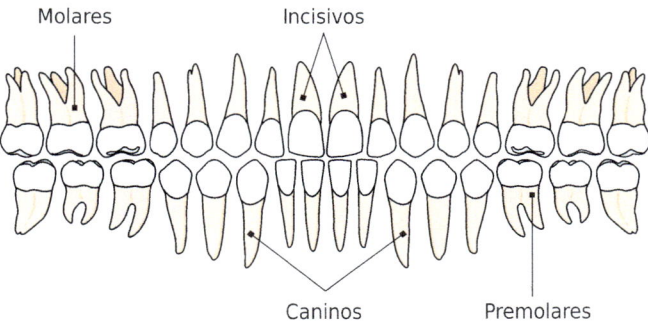

Morfológicamente, los dientes diferencian tres partes:

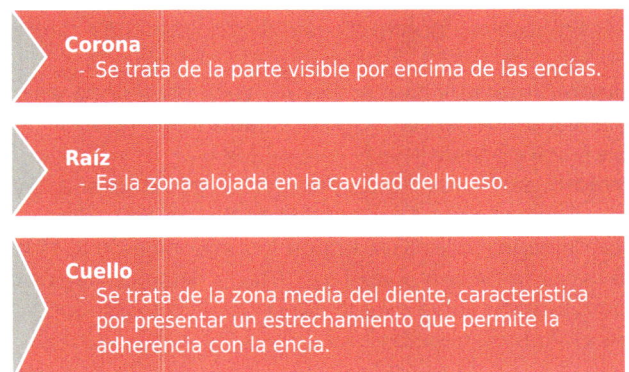

Corona
- Se trata de la parte visible por encima de las encías.

Raíz
- Es la zona alojada en la cavidad del hueso.

Cuello
- Se trata de la zona media del diente, característica por presentar un estrechamiento que permite la adherencia con la encía.

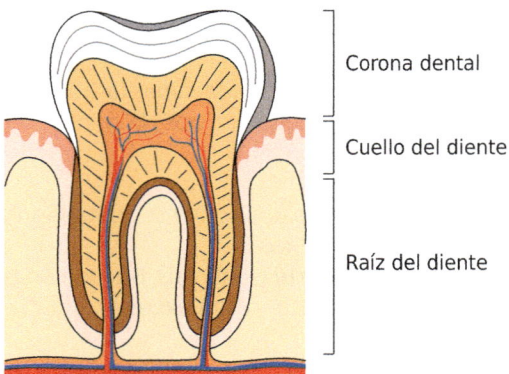

Corona dental

Cuello del diente

Raíz del diente

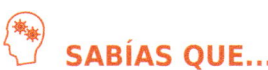

SABÍAS QUE...

El número de piezas dentales varía con la edad. Así, los niños tienen solo 20 piezas dentarias (8 incisivos, 4 caninos y 8 molares) y el adulto 32 (8 incisivos, 4 caninos y 8 premolares y 12 molares).

2.2. Faringe

La faringe es un órgano con forma de tubo, cuyo diámetro disminuye conforme desciende. Se trata de la zona donde se cruzan las vías respiratorias y las vías digestivas. Dentro de este órgano podemos diferenciar tres zonas.

- **Nasofaringe:** representada por la zona posterior a las fosas nasales. No está dispuesta para el paso de alimento, sino que solo forma parte de las vías respiratorias.
- **Orofaringe:** representada por la parte posterior a la cavidad bucal. Esta zona comparte dos funciones: la respiratoria y la digestiva.
- **Hipofaringe:** constituye la porción más baja de la faringe, comunicando la garganta con el esófago. Filogenéticamente sus músculos tienen como función servir de esfínter de las vías respiratorias y digestivas evitando el ahogamiento.

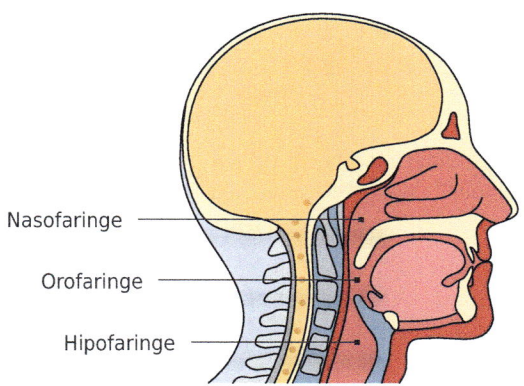

Nasofaringe

Orofaringe

Hipofaringe

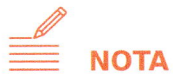 **NOTA**

La posición que ocupa la faringe hace que esté estrechamente relacionada con importantes estructuras vasculares y nerviosas.

La faringe está recubierta con una mucosa rica en estructuras linfáticas, que permite crear una primera barrera frente a infecciones, así como a agentes irritantes. Al mismo tiempo, está dotada de músculos, que permiten las siguientes funciones:

1. La elevación del velo del paladar durante la deglución, con el fin de evitar una comunicación entre la orofaringe y la nasofaringe.

2. La contracción de la faringe y bajada del epiglotis, fundamental para que no se produzca el paso de las sustancias deglutidas a las vías respiratorias.

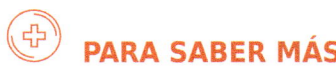 **PARA SABER MÁS**

En el siguiente vídeo, facilitado por Clínica Alemana, podrás ver cómo llevar a cabo la maniobra de Heimlich, requerida en muchos de los casos de atragantamiento.

https://redirectoronline.com/sanp034po0101

2.3. Esófago

Con forma de tubo y de unos 25-30 centímetros de largo, el esófago es el órgano que se extiende desde la zona cervical baja hasta el estómago, comunicando la faringe con este último a través del esfínter gástrico superior, denominado **cardias.**

Las porciones cervical y abdominal del esófago son cortas, y el tramo torácico es el más largo. Este se encuentra situado en el espacio anatómico denominado **mediastino,** y en su interior ocupa la parte posterior.

El inicio del esófago o esfínter esofágico superior y la porción cervical forman un tubo virtual mientras no se está deglutiendo (proceso por el que el alimento pasa de la boca al estómago a través de la garganta). Sin embargo, la porción torácica está siempre más o menos abierta, aumentando ligeramente su diámetro en sentido descendente.

En la siguiente imagen te mostramos las partes del esófago, así como su trayecto.

Trayecto y relaciones del esófago

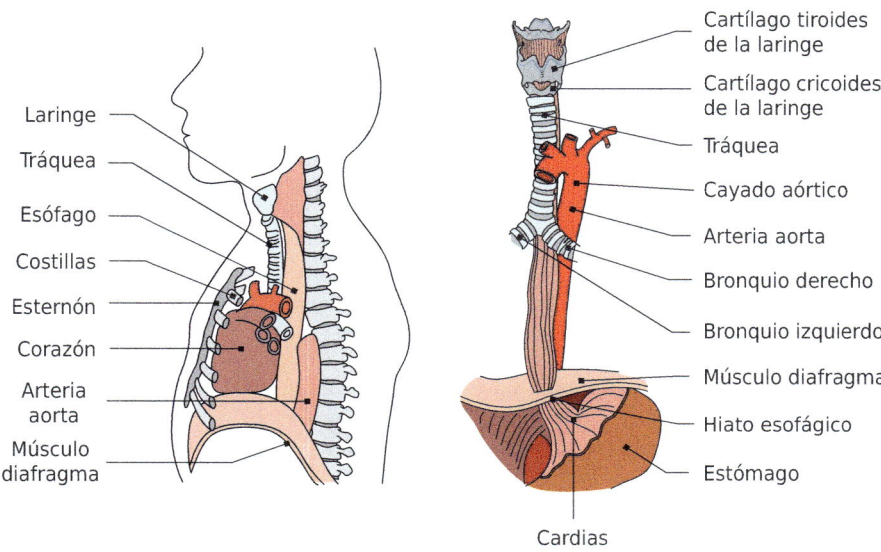

Composición, estructura y características del esófago (histología)

En torno a las características propias del esófago, es importante indicar que está dotado con cuatro capas, cada una con las características siguientes:

- ⟐ **Mucosa**: capa formada por un epitelio estratificado no queratinizado que, por la lámina propia, se apoya sobre un corion de tejido conjuntivo que contiene: tejido linfoide, vasos sanguíneos y terminaciones nerviosas, además de glándulas mucosas (glándulas cardiales esofágicas). La mucosa tiene una capa muscular formada por células musculares lisas circulares existentes solo a partir de la unión entre el tercio medio y el superior.
- ⟐ **Submucosa**: capa formada por tejido conjuntivo con vasos sanguíneos y linfáticos, y fibras nerviosas autónomas simpáticas y parasimpáticas, que forma el plexo de Meissner. También aparecen en esta capa glándulas de secreción mucosa, serosa o seromucosa, cuyos conductos excretores atraviesan las dos capas anteriores para desembocar en la luz esofágica.
- ⟐ **Muscular**: la capa muscular se compone a su vez en dos capas: circular interna y una longitudinal externa, que en el tercio superior es de fibras estriadas, en el tercio medio están mezcladas las estriadas y las lisas, y en el tercio inferior son solo lisas.

Entre ambas capas se encuentra otro plexo formado por fibras nerviosas simpáticas y parasimpáticas, que aquí se denominan **plexo de Auerbach.**

➲ **Adventicia**: la capa adventicia se representa como una capa de tejido
conjuntivo en la parte externa del esófago. Es rica en células adiposas y
une el esófago a los órganos mediastínicos.

Capas del esófago

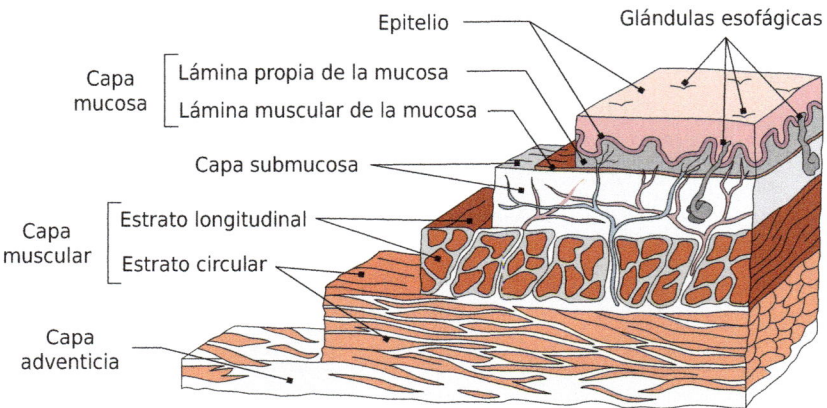

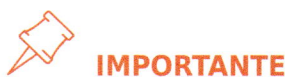

IMPORTANTE

El esófago tiene una función mecánica que consiste en conducir el bolo alimenticio desde la faringe hasta el estómago, mediante la contracción rítmica de
sus fibras musculares. Estas contracciones crean un movimiento que se conoce
como movimiento peristáltico. Para mejorar esta función de desplazamiento
del bolo, las glándulas de la mucosa y submucosa tienen una acción lubricante
del conducto.

2.4. Estómago

El estómago no es un tubo, sino más bien **una bolsa en el tubo digestivo.**
Su morfología varía dependiendo de si se encuentra lleno o vacío y de la
posición en la que está la persona, aunque se puede decir que tiene forma

de J. Se encuentra en la parte superior de la cavidad abdominal, por debajo del músculo diafragma y ligeramente desplazado a la izquierda. Se relaciona en su cara posterior con la **arteria aorta abdominal** y con el **páncreas.** En su parte lateral interna, se relaciona con el **lóbulo hepático izquierdo** y con la **vesícula biliar,** y en la parte lateral externa con el **colon transverso.**

En cuanto a la estructura del estómago, podemos diferenciar tres partes:

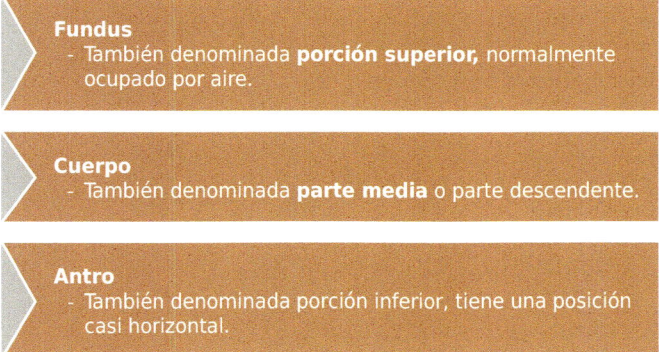

Fundus
- También denominada **porción superior,** normalmente ocupado por aire.

Cuerpo
- También denominada **parte media** o parte descendente.

Antro
- También denominada porción inferior, tiene una posición casi horizontal.

Estas partes confieren su forma curvada característica, que diferencia una curvatura mayor o externa y otra menor o interna. A su vez, el estómago está dotado de dos esfínteres, uno superior o **cardias,** que lo une al esófago, y otro inferior o píloro, que lo une al duodeno.

La función de los esfínteres es mecánica, manteniendo el contenido gástrico retenido durante la fase gástrica de la digestión.

 **NOTA**

Los esfínteres también actúan como sistemas de anclaje, dado que, al ser el estómago una víscera hueca de volumen muy variable, no puede estar completamente fija.

En la siguiente imagen podrás ver las partes ce estómago.

Partes del estómago

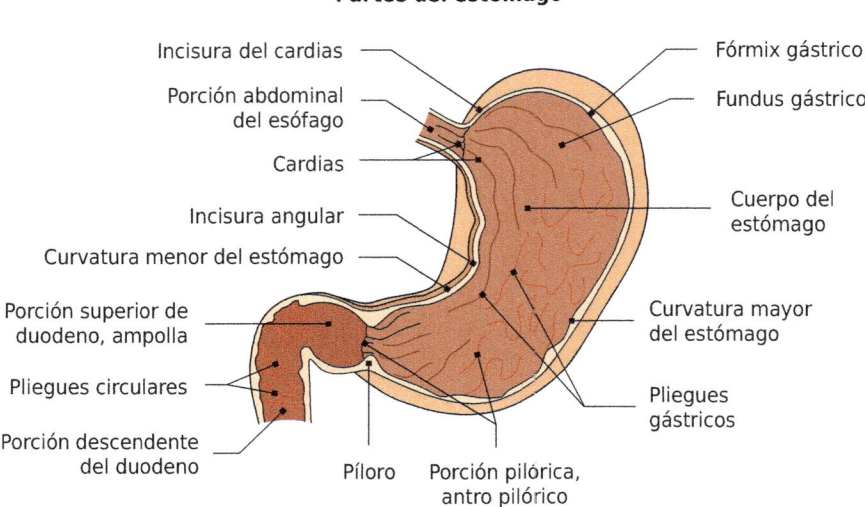

Composición, estructura y características del estómago (histología)

El estómago es un órgano muy rico en **vascularización e inervación,** esta última a cargo del **nervio vago** o **X par craneal.**

Las paredes del estómago están compuestas histológicamente (en función de la composición, estructura y características) por las **cuatro capas básicas,** igual que todo el tubo digestivo, pero estas pueden tener algunas variaciones dependiendo de la zona gástrica. Dichas capas son:

➲ **Mucosa:** capa formada por un epitelio cilíndrico simple, que en su superficie muestra gran cantidad de gránulos mucosos. Dicho epitelio se pliega formando criptas, en cuyo fondo desembocan las glándulas, que serán diferentes según la zona. La masa muscular de la mucosa está formada por células musculares lisas distribuidas en dos capas: una longitudinal o externa y otra circular o interna, que emite prolongaciones que se introducen en la capa mucosa.

➲ **Submucosa:** capa formada por tejido conjuntivo con vasos sanguíneos y linfáticos y fibras nerviosas autónomas simpáticas y parasimpáticas, que forma el **plexo de Meissner.** También aparecen en esta capa glándulas de secreción mucosa, serosa o seromucosa, cuyos conductos excretores atraviesan las dos capas anteriores para desembocar en la luz esofágica.

⮑ **Muscular**: la capa muscular se compone de células musculares lisas, organizadas en tres capas (oblicua interna, circular media y longitudinal externa)

⮑ **Adventicia**: la capa adventicia se representa como una capa de tejido conjuntivo en la parte externa de la víscera. Es la serosa peritoneal.

Capas del estómago

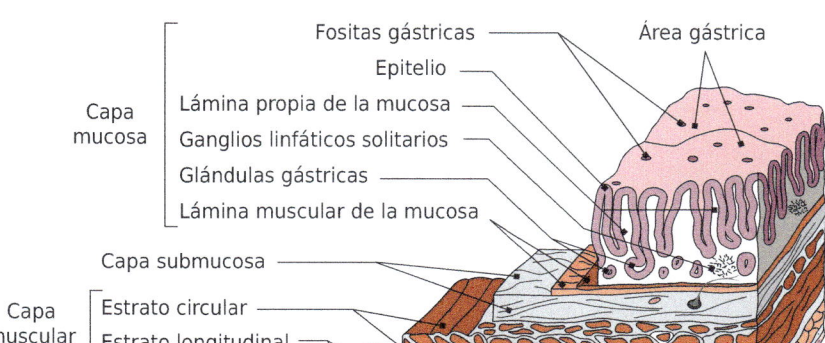

Variaciones histológicas

Como hemos indicado, en la zona gástrica podemos contemplar algunas variaciones histológicas, cuyas características son las siguientes:

⮑ **En el cardias:** el paso del epitelio plano estratificado del esófago al glandular del estómago está muy marcado. Su aspecto es más húmedo, aunque también existen glándulas idénticas a las esofágicas.

⮑ **En el fundus y cuerpo:** están localizadas las glándulas gástricas secretoras de ácido y de pepsinógeno. Estas glándulas se abren en el fondo de las criptas y están constituidas por distintos tipos de células secretoras:

◍ Células mucosas, que secretan moco.
◍ Células parietales, que secretan ácido clorhídrico.
◍ Células principales, que secretan pepsinógeno.
◍ Células enterocromafines, que secretan polipéptidos gastrointestinales.

⮑ **En el epitelio superficial del antro:** existen glándulas simples que secretan moco y bicarbonato, mientras que en el fondo de las criptas de esta zona desembocan glándulas constituidas por células secretoras de hormonas, diferenciándose entre:

⚬ Células G, que secretan gastrina.
⚬ Células D, que secretan somatostatina.

En el píloro también se distingue muy bien la transición entre los distintos epitelios: epitelio cilíndrico simple, el gástrico, y epitelio prismático simple, el intestinal. Aunque lo más llamativo en esta zona es que la capa muscular interna o circular se engruesa mucho, formando el esfínter pilórico.

 IMPORTANTE

El estómago tiene doble acción: una mecánica, por los movimientos peristálticos, y otra química, por las secreciones, tanto exocrina como endocrina, que en él se producen.

2.5. Intestino delgado

El intestino delgado es un tubo muy largo, de entre **6 y 7 m** de longitud, pero estrecho, de entre **2,5 y 3 cm** de diámetro, y este diámetro va disminuyendo progresivamente.

Se extiende desde el esfínter pilórico, que lo une al estómago hasta la válvula ileocecal, donde se une con el colon. Se encuentra plegado sobre sí mismo, ocupando la porción central de la cavidad abdominal.

El intestino delgado se compone de tres partes: el duodeno, el yeyuno y el íleon. Estudiamos cada una de ellas a continuación.

Duodeno

El duodeno es la parte más próxima al estómago, mide entre 25 y 30 cm y tiene forma de C. Se relaciona con estructuras retroperitoneales muy importantes y, por supuesto, con el páncreas, de tal manera que enmarca su cabeza y cuello, con la columna vertebral, con la aorta abdominal, con la vena cava inferior y con los riñones. En su cara anterior se relaciona con el lóbulo cuadrado hepático, la vesícula biliar y el colon transverso. Se subdivide en cuatro porciones:

- ➲ **Superior:** parte por la que se une al estómago. Representa una parte corta, pero es la única que está cubierta por el peritoneo, ya que el resto es retroperitoneal.
- ➲ **Descendente:** porción muy importante porque en ella se encuentra la **ampolla de Vater,** lugar al que drenan las vías biliares a través del colédoco y el páncreas exocrino.
- ➲ **Horizontal:** es la porción más larga e inferior, se relaciona con la vena y la arteria mesentéricas.
- ➲ **Ascendente:** en esta porción se encuentra el **ligamento de Treitz** o **duodeno yeyunal,** por el cual se fija al músculo diafragma y que representa la marca anatómica del inicio del yeyuno.

Partes del duodeno

Porción superior del duodeno
Ampolla (Bulbo)
Pliegues circulares
Porción descendente del duodeno
Papila mayor del duodeno
Ampolla hematopancreática
Capa muscular
Porción horizontal del duodeno

M. esfínter del píloro
Píloro, orificio pilórico
Canal pilórico
Antro pilórico
Porción pilórica
M. suspensorio del duodeno
Flexura duodenoyeyunal
Yeyuno
Porción ascendente del duodeno

Yeyuno

Se trata del tramo del intestino delgado que continúa con el duodeno y que ocupa la cavidad abdominal superior.

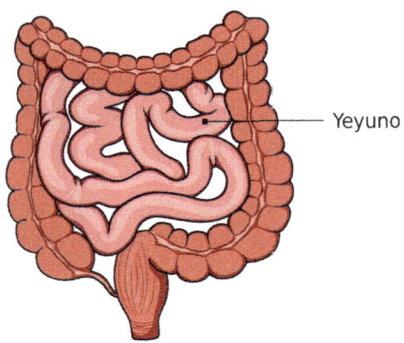

Yeyuno

Íleon

Ocupa la cavidad abdominal inferior y termina en el ciego, uniéndose a través de la válvula ileocecal.

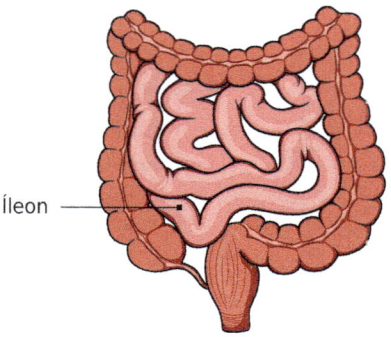

Íleon

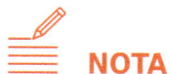

NOTA

Los tramos de íleon y yeyuno se extienden sin interrupciones y están recubiertos por peritoneo, excepto en la zona en que se unen al mesenterio.

Composición, estructura y características del intestino delgado (histología)

El intestino delgado muestra cinco capas con sus variaciones característi-cas según las zonas. Estas capas se denominan de la siguiente forma:

➲ **Mucosa**: se trata de un epitelio prismático simple que se pliega para for-mar las vellosidades. Entre ellas, se encuentran las glándulas intestina-les o **criptas de Lieberkühn.** Las células características de este epitelio son los enterocitos, células especializadas en la absorción, que tienen por característica en su parte superior una estructura en forma de cepillo formada por microvellosidades.

Distribuidas entre los enterocitos, hay otras células secretoras de moco ácido. En el fondo de las criptas de Lieberkühn existen células entero-cromafines, cuya función es neuroendocrina, ya que son productoras de polipéptidos intestinales. También en el fondo de las criptas, pero de las de yeyuno e íleon y raramente en el duodeno, existe otra variedad de células, llamadas **células de Paneth,** que tienen capacidad fagocítica y son ricas en gránulos que contienen lisozimas e inmunoglobulinas, lo que puede estar relacionado con la inmunidad y el control de la flora microbiana intestinal.

Todo el corion de la capa mucosa del intestino delgado es muy rico en células inmunocompetentes (histiocitos, eosinófilos, células plasmá-ticas que contienen IgA y folículos de linfocitos T). Existen diferencias características en esta capa mucosa dependiendo de las distintas por-ciones. En la mucosa duodenal existen formaciones glandulares particu-lares, llamadas **glándulas de Brunner,** que se distribuyen a partir de la apertura de la **ampolla de Vater** y están constituidas por células secre-toras de moco neutro y por algunas, aunque escasas, células enterocro-mafines, secretoras de polipéptidos gastrointestinales. La mucosa del yeyuno, para aumentar la superficie de absorción, tiene las vellosidades más altas y delgadas, y también existen abundantes pliegues circulares o válvulas conniventes. Por último, en el íleon, las vellosidades son más cortas, pero los folículos linfoides son muy abundantes y se distribuyen formando las **placas de Peyer.**

➲ **Submucosa:** se trata de una capa rica en vasos sanguíneos y linfáticos y que contiene la inervación extrínseca, del sistema tanto simpático como parasimpático, e intrínseca (plexo de Meissner). Este plexo submucoso recibe información de los quimiorreceptores situados en las vellosida-des sobre el tipo de contenido intestinal.

➲ **Muscular**: distribuida en dos capas (circular-interna y longitudinal-ex-terna), entre las que se encuentra el plexo mientérico o de Auerbach. Recibe información de los mecanorreceptores existentes en esta capa muscular sobre la distensión de la pared intestinal.

⊃ **Serosa peritoneal (peritoneo visceral)**: cubre todo el intestino delgado excepto la zona de duodeno, cubierta por una adventicia. Esta capa tiene una parte que se llama mesenterio, que es rica en vasos sanguíneos, linfáticos y nervios, y que fija el intestino delgado a la pared abdominal posterior.

Capas del intestino delgado

2.6. Intestino grueso

El intestino grueso cruza la cavidad abdominal de derecha a izquierda formando un marco a las asas del intestino delgado. La longitud puede estar entre los **120 y 160 cm** y su diámetro disminuye progresivamente.

El intestino grueso presenta en su división:

⊃ **Ciego**: se trata de la parte que se inicia en la unión con el íleon en la válvula ileocecal, formando un fondo de saco que corresponde al ciego, del que sale una pequeña formación que es el apéndice vermiforme.
⊃ **Colon ascendente:** es la parte que asciende por el lado derecho del abdomen hasta el ángulo hepático, relacionándose con el hígado.
⊃ **Colon transverso**: se trata de la zona formada por la curvatura en el ángulo hepático y atraviesa de derecha a izquierda la cavidad abdominal y vuelve a curvarse en el ángulo esplénico, porque aquí se relaciona con el bazo, para hacerse descendente.
⊃ **Colon descendente**: se corresponde con la zona de bajada del lado izquierdo de la cavidad abdominal.

➲ **Colon sigmoide:** es la zona curvada en forma de S que se dirige a la línea media.
➲ **Recto:** se corresponde con el último tramo del colon, que termina en el canal anal. Tiene dos esfínteres:

   ◑ **Interno:** formado por fibras musculares circulares. Su activación es involuntaria y se estimula por la presión de las heces en el colon sigmoideo.
   ◑ **Externo:** este rodea al esfínter interno, y lo componen fibras musculares estriadas porque pertenecen al músculo elevador del ano. Su activación es voluntaria, haciendo salir las heces al exterior.

Partes del intestino grueso

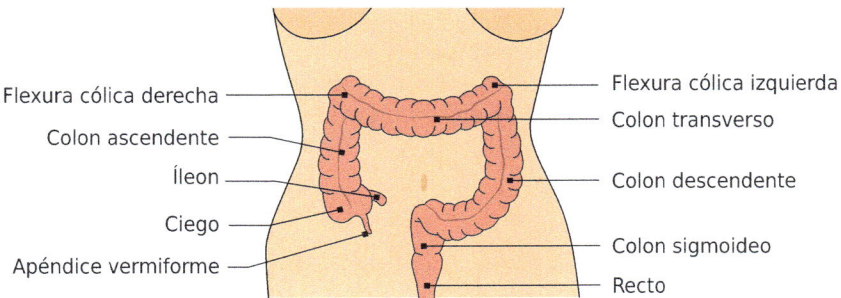

Flexura cólica derecha — Flexura cólica izquierda
Colon ascendente — Colon transverso
Íleon — Colon descendente
Ciego — Colon sigmoideo
Apéndice vermiforme — Recto

Composición, estructura y características del intestino grueso (histología)

Histológicamente, el intestino grueso consta de las mismas capas que el resto de las estructuras del tubo digestivo, pero con sus características particulares, por lo que solo se describirán las diferencias:

> La **mucosa** del intestino grueso no tiene enterocitos, ni vellosidades, ni válvulas conniventes, etc., pero es rica en células caliciformes productoras de moco. A nivel del apéndice vermiforme, el corion de la mucosa es muy rico en tejido linfoide. En la zona anal que limita con la piel externa, existe una clara transición entre el epitelio mucoso rectal y epitelio estratificado queratinizado de la piel, pero que aquí carece de folículos pilosos.

Continúa en página siguiente >>

<< Viene de página anterior

La **capa muscular longitudinal o externa** no es continua, lo que da lugar a la formación de pliegues transversales del colon, mientras en el canal anorrectal existen pliegues longitudinales o columnas de Morgagni, que se unen a otros pliegues transversales o válvulas de Morgagni. Esta capa muscular de fibras lisas desaparece al llegar en el esfínter anal a la zona de transición anocutánea.

2.7. Glándulas anejas

Además de los órganos o componentes del aparato digestivo ya descritos, es importante citar las glándulas anejas, representadas por aquellos órganos que **vierten su contenido en el tubo digestivo.** Son indispensables para el proceso y están representadas por las glándulas salivales, el hígado y las vías biliares y el páncreas. Ahora veremos en qué consiste cada una.

Glándulas salivales

Las glándulas salivales son glándulas exocrinas cuya función consiste en **humedecer** y **lubricar** la cavidad oral y de la faringe, contribuyendo además a la formación del **bolo,** iniciando así la digestión gracias a su contenido enzimático.

Las glándulas salivales se dividen en dos grupos:

- **Glándulas salivales menores:** repartidas por toda la mucosa de cavidad oral y lengua (mucosas, serosas y seromucosas).

  - **Mucosas.** Se encuentran en el paladar y en la base de la lengua.
  - **Serosas.** Son las llamadas glándulas de Von Ebner de la V lingual y vierten en las papilas caliciformes.
  - **Seromucosas.** Son de secreción mixta. Se encuentran en toda la boca, incluidos los vestíbulos labiales y la lengua.

Glándulas salivales menores

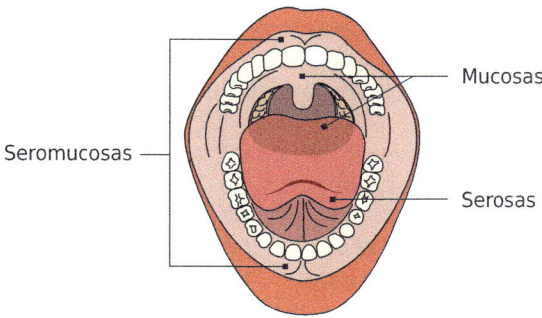

Seromucosas

Mucosas

Serosas

➲ **Glándulas salivales mayores: .** Son tres las glándulas distribuidas de forma bilateral y simétrica, diferencian entre:

  ◗ **Glándula parótida.** Es la glándula salival más grande. Anatómicamente se sitúa detrás de la rama del maxilar inferior, debajo del arco cigomático y delante de la apófisis mastoides.
  ◗ **Glándula submaxilar.** Se sitúa dentro del ángulo del maxilar inferior, pasa por el suelo de la boca hasta abrirse al lado del frenillo lingual.
  ◗ **Glándula sublingual.** Se sitúa por debajo de la mucosa del suelo de la boca y excreta por varios conductos separados que se abren en el espacio sublingual.

Glándulas salivales mayores

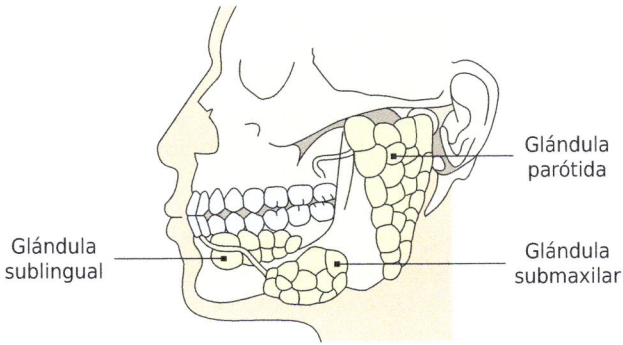

Glándula sublingual

Glándula parótida

Glándula submaxilar

Hígado y vías biliares

El hígado es el **órgano de mayor tamaño** del cuerpo, y pesa aproximadamente 1.500 g. Es único, asimétrico y su forma es ovoide. Se localiza en la parte superior derecha de la cavidad abdominal.

Sus caras son convexas menos la posteroinferior, por la que se relaciona con otras vísceras abdominales. En la cara anterior, el ligamento falciforme divide al hígado en dos lóbulos y lo une a la pared abdominal anterior. En la cara inferior del hígado, se encuentra el **hilio hepático,** que es la región por donde ingresan y salen vasos sanguíneos, nervios, linfáticos y conductos biliares hepáticos. Aunque es un órgano abdominal, está situado en su mayor parte a nivel del tórax óseo, ya que está justo por debajo del diafragma y, en condiciones de normalidad, el borde hepático solo debe sobrepasar ligeramente el reborde de las últimas costillas en la zona media.

Representación gráfica del hilio hepático

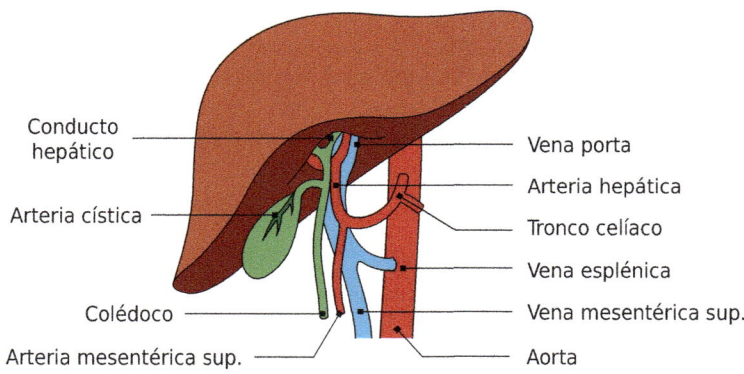

Existen **dos lóbulos hepáticos mayores,** el izquierdo y el derecho, pero bajo el derecho hay otros dos lóbulos menores, denominados cuadrado y caudado.

Las vías biliares son aquellas por las que la bilis producida en el hígado llega hasta el duodeno. Estas vías la constituyen los conductos biliares y la vesícula biliar, que es una bolsa que actúa de reservorio. Por la cara hepática inferior sale el hilio hepático con dos conductos, uno derecho y otro izquierdo, y ambos se unen formando el conducto hepático, al cual se une otro conducto más fino, el conducto cístico, que viene de la vesícula biliar para formar el conducto colédoco, que desemboca junto con el conducto principal del páncreas en la ampolla de Vater, en el duodeno descendente. Esta desembocadura está regulada por el músculo que forma el esfínter de Oddi.

La vesícula biliar tiene forma de pera y se divide en tres partes: fondo, cuerpo y cuello. Se sitúa bajo el lóbulo derecho del hígado y su fondo está en contacto con la pared abdominal anterior. Su función es de reservorio, ya que contiene unos 50-60 cm³ de bilis.

Identificación de los lóbulos del hígado

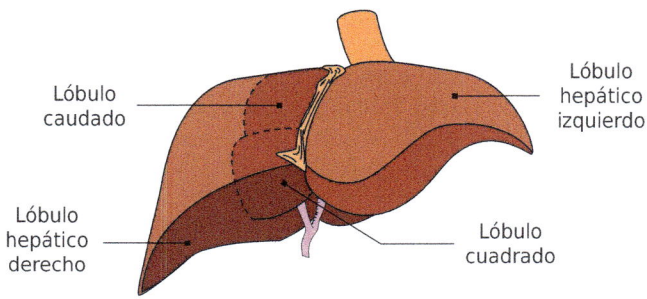

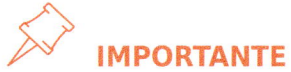

IMPORTANTE

El hígado es un órgano multifuncional, y entre sus principales funciones está la digestiva y la metabólica.

Páncreas

El páncreas es un órgano impar, alargado horizontalmente y situado en la parte posterior del abdomen. Anatómicamente consta de tres partes:

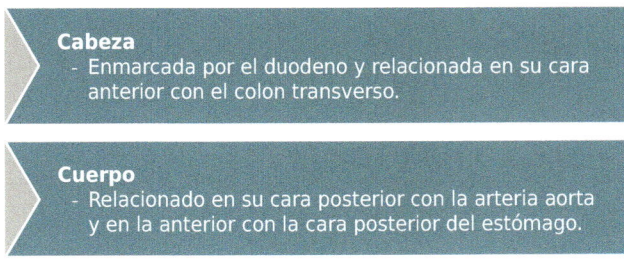

Cabeza
- Enmarcada por el duodeno y relacionada en su cara anterior con el colon transverso.

Cuerpo
- Relacionado en su cara posterior con la arteria aorta y en la anterior con la cara posterior del estómago.

Continúa en página siguiente >>

<< Viene de página anterior

> **Cola**
> - Que se relaciona con el bazo.

Desde el punto de vista histológico y funcional, el páncreas es una **glándula mixta,** ya que tiene estructuras de carácter tanto exocrino (glándulas que liberan sus secreciones, la superficie interna o externa de los tejidos cutáneos, la mucosa del estómago o el revestimiento de los conductos pancreáticos) como endocrino (glándulas de secreción interna, liberando sus secreciones directamente sobre el torrente sanguíneo).

A continuación verás una representación gráfica del hígado, el páncreas y las vías biliares:

Hígado, vías biliares y páncreas

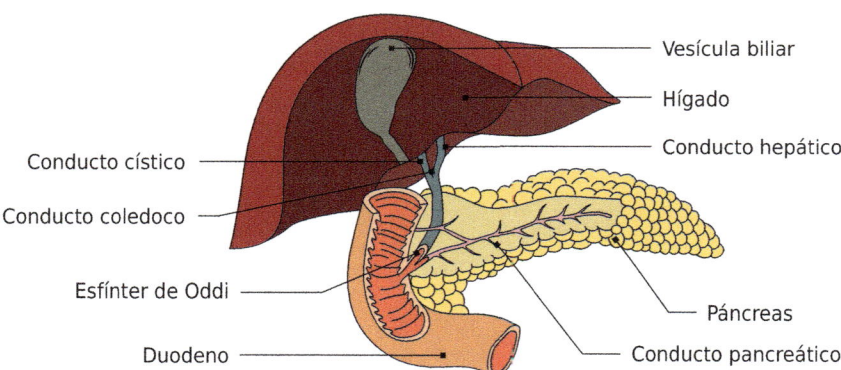

3. Conocimiento acerca de las patologías digestivas

👉 HILO CONDUCTOR

En los centros de salud, nutrición y dietética LSCA, se establece por protocolo que, antes de la imposición de una dieta, se lleve a cabo un estudio del individuo

Continúa en página siguiente >>

<< Viene de página anterior

con el fin de detectar alguna patología digestiva que no permita el seguimiento correcto de la dieta. Así, un ejemplo de estas enfermedades se relaciona con la alergia a las proteínas de la leche de vaca, cada vez más común.

Las patologías digestivas o enfermedades asociadas al sistema digestivo más comunes se relacionan con el **reflujo gastroesofágico,** representadas por la enfermedad celiaca, la úlcera péptica, el cáncer colorrectal, la colitis ulcerosa o las hemorroides, sin olvidar además las asociadas al hígado como la **hepatitis vírica** y la **enfermedad hepática grasa no alcohólica** y la más común asociada al páncreas, siendo en este caso la **pancreatitis.**

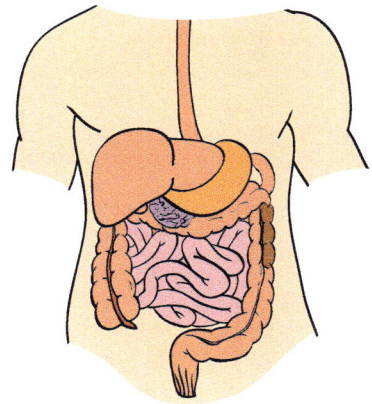

Las patologías o enfermedades del sistema digestivo pueden relacionarse, a su vez, con una inadecuada alimentación.

Las patologías o enfermedades asociadas a los procesos digestivos del conjunto del sistema digestivo diferencian, además de las ya citadas anteriormente, la alergia a los alimentos y proteínas de la leche de vaca, la anemia ferropénica, la anisakiasis, la intolerancia a la lactosa o la salmonelosis, así como otras toxiinfecciones alimentarias. A su vez, las características de cada uno de los componentes del sistema digestivo permiten diferenciar patologías propias, teniendo como más importantes las siguientes:

Esófago

- Acalasia
- Dolor torácico de origen esofágico
- Enfermedad por reflujo gastroesofágico
- Esófago de Barrett
- Esofagitis eosinofílica
- Varices esofágicas

Estómago

- Úlcera péptica
- Gastroparesia

Intestino delgado

- Enfermedad celiaca
- Enfermedad de Crohn
- Enfermedad de Whipple
- Enfermedad inflamatoria intestinal y embarazo
- Ileítis aguda
- Meteorismo

Intestino grueso

- Cáncer colorrectal
- Colitis actínica, isquémica, microscópica y ulcerosa
- Enfermedad de Crohn perianal
- Enfermedad diverticular del colon
- Fisura anal
- Pólipos de colon
- Reservoritis
- Síndrome de Ogilvie
- Síndrome del intestino irritable

Hígado

- Ascitis
- Cirrosis biliar primaria
- Cirrosis compensada
- Encefalopatía hepática
- Enfermedad de Wilson
- Hepatitis A, B, C, E y sus distintos tipos
- Hepatitis delta
- Hepatitis vírica aguda
- Hepatitis viral y embarazo
- Hepatopatía grasa no alcohólica
- Peritonitis bacteriana espontánea
- Porfiria hepatocutánea o cutánea tarda
- Quistes hepáticos en el adulto
- Trombosis venosa portal
- Tumores hepáticos benignos

Continúa en página siguiente >>

<< Viene de página anterior

Páncreas y vías biliares	- Cáncer de páncreas - Coledocolitiasis - Insuficiencia pancreática exocrina - Neoplasia papilar mucinosa intraductal del páncreas - Pancreatitis aguda - Pancreatitis autoinmune - Quistes de páncreas - Pancreatitis crónica

 PARA SABER MÁS

Accede al siguiente enlace en el que se describe de forma detallada cada una de las patologías digestivas, incluyendo su descripción, prevención o las pruebas relacionadas con su detección.

https://redirectoronline.com/sanp034po0102

 ACTIVIDAD COMPLEMENTARIA

2. Como has podido comprobar, son muchas las patologías digestivas que permiten una clasificación según la parte, órgano o tejido en el que se desarrollan, o a los que se asocian. Así, por ejemplo, son propias del estómago la úlcera péptica y la gastroparesia.

   Haciendo uso de fuentes de internet o publicaciones especializadas, especifica en qué consisten dichas alteraciones, cuáles son sus síntomas, así como el diagnóstico o tratamiento que se debe imponer para su tratamiento.

TAREA 1

Es habitual encontrar pacientes con diagnósticos ya establecidos por otros profesionales, lo que hace que en muchas ocasiones el cliente, con el afán de informar, propicie una situación incómoda, ya que puede que el diagnóstico no sea el acertado.

Con el fin de poder actuar de forma segura, pudiendo rebatir o confirmar al cliente de forma directa su exposición y diagnóstico, diseña un gráfico en el que se reconozca el sistema digestivo, diferenciando sus partes, así como patologías asociadas a cada una de ellas.

---

4. Conocimiento acerca del sistema endocrino

 HILO CONDUCTOR

Durante el embarazo, la alimentación es fundamental y no siempre el aumento o pérdida de peso se relacionan a las necesidades del feto, sino que la secreción de hormonas propias de este estado hace que se genere una descompensación al respecto. Esta puede verse reflejada, entre otros factores, en la apetencia o no apetencia de la usuaria, lo que se traduciría en un aumento o disminución del hambre, pudiendo incluso poner en riesgo la vitalidad del feto.

El sistema endocrino **coordina** y **controla** mediante la segregación de hormonas funciones tan importantes como el hambre o la sed, y por tanto, es de especial interés en cuanto al estudio de implantación de una dieta correcta.

El sistema endocrino se asocia a los tejidos y órganos/glándulas que segregan hormonas, transmitiendo información a las células de determinados órganos, denominados "órganos diana". Esta transmisión se lleva a cabo a través del torrente sanguíneo, y actúa como una red de comunicación celular que responde a los estímulos (glándulas endocrinas) o bien de forma directa sobre la superficie interna o externa de los tejidos y órganos (glándulas exocrinas).

Representación gráfica e identificación del sistema endocrino

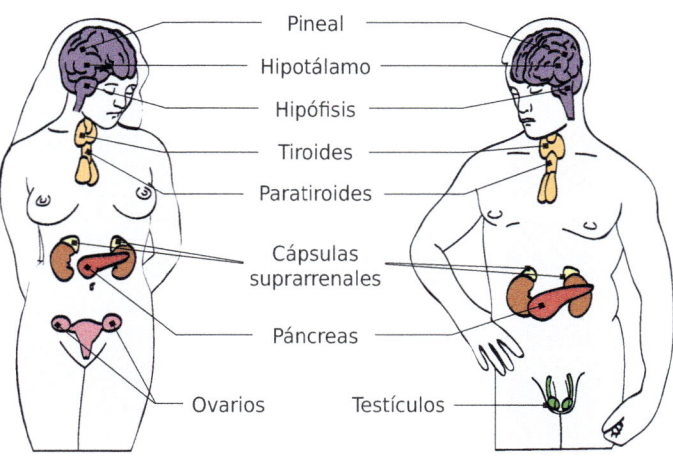

4.1. Hormonas producidas por el sistema nervioso central

El sistema nervioso central diferencia el hipotálamo, el tiroides, la glándula pineal y la glándula pituitaria, cada uno de estos sistemas segregan una hormona u hormonas características que te mostramos en la siguiente imagen:

Sistemas responsables de la segregación de hormonas

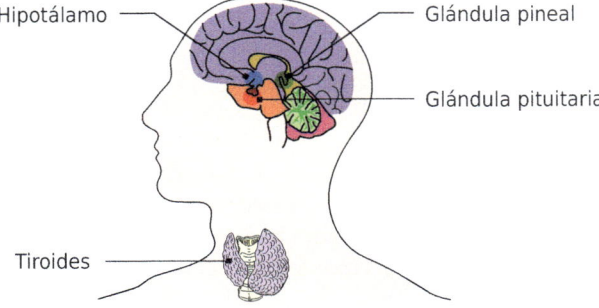

Hipotálamo	- Hormona liberadora de tirotropina - Dopamina - Hormona liberadora de somatotropina - Somatostatina - Hormona liberadora de gonadotrofina - Hormona liberadora de corticotropina - Oxitocina - Vasopresina
Tiroides	- Triyodotironina - Tiroxina
Glándula pineal	- Melatonina - Dimetiltriptamina
Glándula pituitaria	- Hormona de crecimiento - Hormona estimulante de tiroides - Hormona adrenocorticótropa - Hormona foliculoestimulante - Hormona luteinizante - Prolactina. - Hormona estimulante de melanocitos - Oxitocina - Vasopresina

Sistema nervioso central

4.2. Hormonas producidas por el sistema digestivo

El sistema digestivo, en torno a la producción de hormonas, diferencia entre el hígado, el duodeno, el riñón, el estómago, el páncreas, las glándulas adrenales y la médula adrenal. Cada uno de estos sistemas u órganos segregan una hormona u hormonas que te mostramos a continuación:

Hígado	- Factor de crecimiento - Insulinoide - Angiotensinógeno - Angiotensina - Trombopoyetina

Duodeno	- Secretina - Colecistoquinina

Riñón	- Renina - Eritropoyetina - Calcitriol - Trombopoyetina

Estómago	- Gastrina - Ghrelina - Neuropeptido Y - Somatostatina - Histamina - Endotelina

Páncreas	- Insulina - Glucagón - Somatostatina - Polipéptido pancreático

Glándulas adrenales	- Glucocorticoides - Mineralocorticoides - Andrógenos

Médula adrenal	- Cáncer de páncreas - Coledocolitiasis - Insuficiencia pancreática exocrina - Neoplasia papilar mucinosa intraductal del páncreas - Pancreatitis aguda - Pancreatitis autoinmune - Quistes de páncreas - Pancreatitis crónica

Sistema digestivo

Sistemas y órganos implicados en la segregación de hormonas

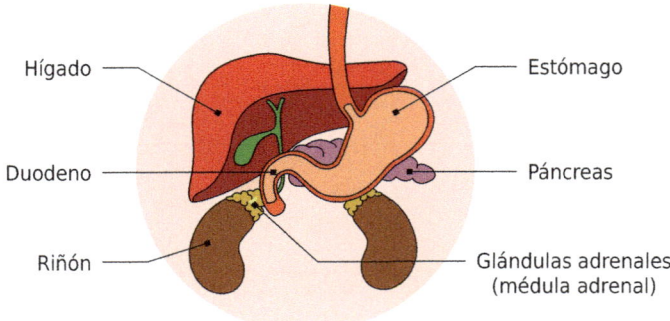

4.3. Hormonas producidas por el sistema reproductivo

El sistema reproductivo, en la producción de hormonas, diferencia entre el ovario, la placenta y el útero, en el caso de la mujer, y los testículos, en el caso de los hombres.

Cada uno de estos órganos segrega una hormona u hormonas características.

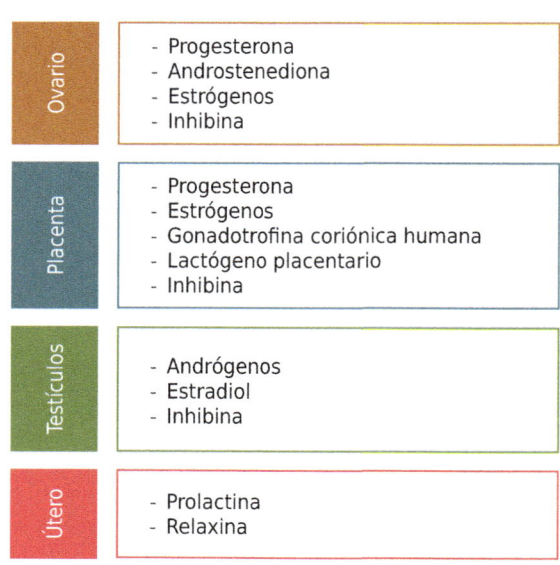

Sistema reproductivo

Órganos implicados en la segregación de hormonas

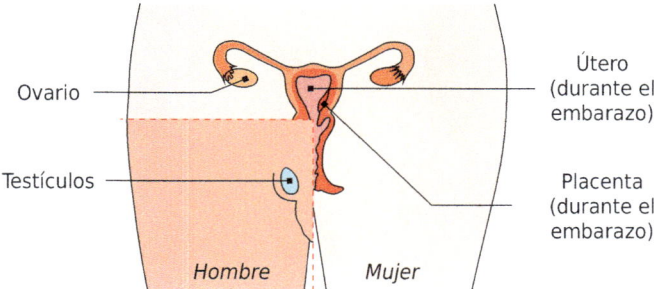

4.4. Otras hormonas

Además de las hormonas presentadas, pertenecientes a los sistemas nervioso, digestivo y reproductivo, otros órganos o partes del cuerpo, relacionados con la segregación de hormonas, son el tejido adiposo, el corazón, la médula ósea, la piel y el paratiroide, diferenciándose las siguientes hormonas secretadas:

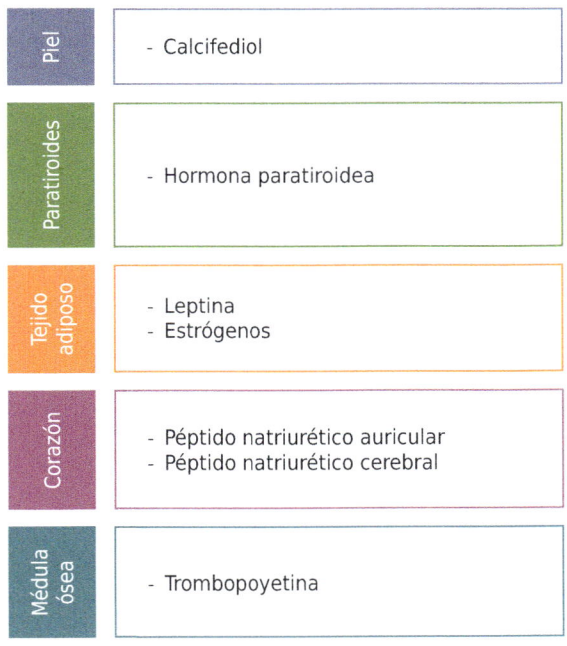

Piel	- Calcifediol
Paratiroides	- Hormona paratiroidea
Tejido adiposo	- Leptina - Estrógenos
Corazón	- Péptido natriurético auricular - Péptido natriurético cerebral
Médula ósea	- Trombopoyetina

Otras hormonas

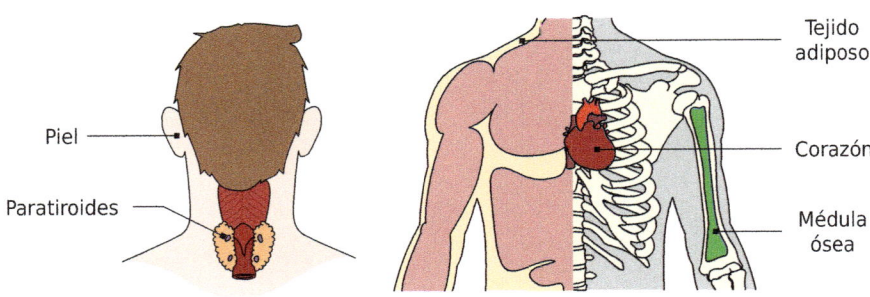

APLICACIÓN PRÁCTICA

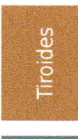

Hasta las instalaciones de uno de los centros de salud, nutrición y dietética LSCA llega un usuario, que indica que su sobrepeso está asociado a un problema hormonal. Concretamente, su anterior dietista le indicó que su exceso de peso se debía a un problema en la glándula pineal, que produce un exceso de hormonas tiroxinas.

Como especialista del centro, y con el fin de aportar una solución al paciente, especifica qué tipo de glándula es la responsable de la hormona tiroxina, y señala qué hormonas se asocian a la glándula pineal, de entre las siguientes:

- Triyodotironina
- Melatonina
- Tiroxina
- Dimetiltriptamina

Solución

Tiroides	- Triyodotironina - Tiroxina
Glándula pineal	- Melatonina - Dimetiltriptamina

Continúa en página siguiente >>

<< Viene de página anterior

La glándula pineal no es la responsable de generar la tiroxina, por lo que la información aportada por el anterior especialista es errónea.

Al mismo tiempo, es importante conocer cuáles son las hormonas más comunes en ambos casos, diferenciándose así, para la tiroides, la triyodotironina y la tiroxina, y en el caso de la glándula pineal, la melatonina y la dimetiltriptamina.

---

5. Conocimiento acerca de las patologías endocrinas

☞ HILO CONDUCTOR

El nivel de azúcar de muchos de los usuarios del centro de salud, nutrición y dietética LSCA es irregular y no es debido a una alimentación inadecuada. En algunos de los casos se asocia a patologías endocrinas, concretamente a la diabetes mellitus tipo I, relacionada con un trastorno metabólico. Por ello, además de la alimentación, habrá que estudiar estos casos concretos y aportar una solución eficaz.

Un funcionamiento defectuoso del sistema endocrino se relaciona con múltiples enfermedades, ya sean por la excesiva producción de hormonas (hiper) o por una producción insuficiente (hipo).

De entre las más comunes, es importante tener presentes las presentadas a continuación:

- **Diabetes mellitus tipo I y II:** las enfermedades del sistema endocrino, relacionadas con los niveles de azúcar en sangre, se representan por su origen metabólico en dos casos, diferenciando entre diabetes tipo I y tipo II.

  - **Diabetes tipo I:** tiene su origen en un trastorno del sistema inmunitario, por el que el páncreas no produce de forma suficiente insulina, de forma que no cubre las necesidades del organismo.
  - **Diabetes tipo II:** se asocia con una resistencia del organismo a la insulina, es decir, el organismo no es capaz de utilizar adecuadamente la insulina que produce.

En ambos casos, se produce un aumento de los niveles de glucosa en la sangre.

- **Hipertiroidismo**: se produce por un trastorno de la glándula tiroides. En este caso se relaciona con una producción elevada de hormonas tiroideas y esto provoca pérdida de peso, ritmo cardiaco alto, sudoración, nerviosismo, etc.
- **Hipotiroidismo**: se produce debido a un trastorno de la glándula tiroides. En este caso se relaciona con una producción insuficiente de hormonas tiroideas. Esto provoca fatiga, depresión, estreñimiento, piel seca, etc.
- **Insuficiencia suprarrenal:** está relacionada con la glándula suprarrenal, que libera muy poca cantidad de hormonas cortisol y aldosteronas. Los usuarios presentan malestar, fatiga, deshidratación, alteraciones en la piel, etc.
- **Enfermedad de cushing:** se produce por una hiperactividad de la glándula suprarrenal. Esto estimula la producción y secreción de cortisol (hormona del estrés). Los usuarios que padecen este tipo de enfermedad suelen presentar un exceso de grasa, piel delgada y cara grande y redonda.
- **Acromegalia:** se asocia a una producción excesiva de la hormona del crecimiento, presente cuando la hipófisis produce dicha hormona en exceso. Se caracteriza por un aumento del tamaño de las manos, pies, mandíbulas y nariz.
La producción excesiva de la hormona del crecimiento en niños produce gigantismo en lugar de acromegalia.
- **Hipopituitarismo:** se asocia a una producción insuficiente por las glándulas hipófisis de la hormona del crecimiento. Esta enfermedad se asocia con el enanismo.
- **Neoplasia endocrina múltiple (NEM):** diferencia entre tipo NEM 1 y NEM 2, asociándose a una predisposición genética en torno al desarrollo de tumores en diferentes tejidos, sobre todo en glándulas endocrinas.
- **Pubertad precoz:** se asocia a una producción de hormonas sexuales a edad precoz.

TAREA 2

Uno de los usuarios del centro de salud, nutrición y dietética LSCA indica que tiene una diabetes tipo I, por lo que se ve obligado a pincharse insulina a diario, pues no es suficiente con el tipo de dieta que hasta ahora ha tenido impuesta.

Continúa en página siguiente >>

<< Viene de página anterior

Pero este usuario manifiesta que quiere una dieta específica con el fin de evitar la insulina.

Como especialista del centro, razona y explica al cliente cuál es la raíz de su problema, dándole a conocer las características de su enfermedad, así como las patologías asociadas a ella.

6. Resumen

Diseñar una dieta específica requiere conocer las características físicas del usuario, sus exigencias nutritivas y las posibles patologías digestivas y endocrinas que posea.

El sistema digestivo está representado por distintos componentes, diferenciando entre componentes estructurales y glandulares que, en conjunto, son capaces de realizar el transporte, secreción, absorción y excreción.

Estructurales	Glandulares
- Boca	- Glándulas salivales
- Faringe	- Hígado y vías biliares
- Esófago	- Páncreas
- Estómago	
- Intestino delgado	
- Intestino grueso	

El sistema digestivo presenta múltiples enfermedades. Las más comunes son las asociadas con el reflujo gastroesofágico, pudiéndose citar de forma específica y en relación al órgano o sistema las siguientes:

Esófago
- Acalasia, esófago de Barrett o las varices esofágicas.

Continúa en página siguiente >>

<< Viene de página anterior

Intestino grueso
- Colitis actínica, pólipos de colon o síndrome de Ogilvie.

Páncreas y vías biliares
- Pancreatitis aguda, insuficiencia pancreática exocrina o coledocolitiasis.

El sistema endocrino controla mediante la segregación de hormonas funciones tan importantes como el hambre o la sed. Se asocia a tejidos y órganos o glándulas que segregan hormonas.

Son muchas las hormonas producidas por el organismo, pero, en función del sistema que las produce, se diferencia entre:

Sistema nervioso central
- Hormona liberadora de tirotropina, dopamina, somatotropina, tiroxina, melatonina, prolactina o vasopresina, entre otras.

Sistema digestivo
- Secretina, insulinoide, angiotensina, calcitriol, renina, endotelina, insulina o glucorticoides.

Sistema reproductivo
- Estrógenos, inhibina o andrógenos.

Otras hormonas
- Otros órganos como el corazón, la piel o la médula ósea también son secretoras de hormonas, pudiéndose citar, entre otras, el calcifediol, la leptina o la trombopoyetina.

Al igual que el sistema digestivo, el sistema endocrino presenta una serie de patologías propias, asociadas tanto a un exceso de producción de hormonas como a su defecto. Así, se tienen como patologías más comunes las siguientes:

Diabetes mellitus tipo I y II	Hipertiroidismo	Hipotiroidismo
Insuficiencia suprarrenal	Enfermedad de Cushing	Acromegalia
Hipopituitarismo	Neoplasia endocrina múltiple	Pubertad precoz

Ejercicios de autoevaluación
Unidad de Aprendizaje 1

1. **Indica cuál o cuáles de las siguientes funciones son propias del sistema digestivo:**

   a. Transporte
   b. Secreción
   c. Absorción
   d. Excreción

2. **Salivar se asocia con…**

   a. … la última de las fases de la masticación.
   b. … la degradación química del alimento.
   c. … la degradación física del alimento.
   d. … la ingesta de productos ricos en proteínas.

3. **Identifica cuál de los siguientes tipos de papilas gustativas son las más numerosas:**

   a. Filiformes
   b. Fungiformes
   c. Foliadas
   d. Calciformes

4. **La denominada orofaringe representa…**

   a. … la porción más baja de la faringe, comunicando la garganta con el esófago.
   b. … la zona posterior a las fosas nasales.
   c. … la parte posterior a la cavidad bucal, compartiendo dos funciones: la respiratoria y la digestiva.
   d. … el esfínter de las vías respiratorias y digestivas, evitando así el ahogamiento.

5. La denominada capa adventicia del esófago…

    a. … está representado por una capa de tejido conjuntivo en la parte externa del esófago.
    b. … se compone a su vez de dos capas de fibras estriadas.
    c. … está formada por tejido conjuntivo con vasos sanguíneos formando el plexo de Meissner.
    d. … forma un epitelio estratificado no queratinizado apoyado sobre un corión de tejido conjuntivo.

6. Identifica cuál o cuáles de las siguientes partes forman la estructura del estómago:

    a. Fundos
    b. Cuerpo
    c. Yeyuno
    d. Antro

7. Las vías biliares son aquellas por las que la bilis producida en el hígado llega hasta…

    a. … el esófago.
    b. … el duodeno.
    c. … el intestino grueso.
    d. … el yeyuno.

8. Indica qué patología de las citadas a continuación se asocia con las propias del intestino delgado:

    a. Ascitis.
    b. Úlcera péptica.
    c. Gastroparesia.
    d. Enfermedad de Crohn.

9. La dopamina se asocia con…

    a. … una hormona producida en el hipotálamo (sistema nervioso central).
    b. … una hormona producida por la glándula pituitaria (sistema digestivo).

c. ... una hormona de crecimiento, propia del sistema nervioso central.

d. ... una hormona producida por el duodeno (sistema digestivo).

10. ¿A qué se asocia la diabetes tipo I?

a. A un trastorno de la glándula tiroides.

b. A un trastorno del páncreas, que no produce insulina.

c. A un problema de la glándula suprarrenal.

d. A una producción excesiva de la hormona del crecimiento.

Conocimiento básico sobre alimentación y nutrición. Primeros pasos en salud y nutrición

Contenido

1. Introducción
2. Identificación de los principios de nutrición
3. Conocimiento acerca de carbohidratos y fibra dietética
4. Conocimiento acerca de los lípidos, proteínas, vitaminas y minerales
5. Conocimiento de la importancia del agua
6. Identificación del proceso de nutrición
7. Resumen

Objetivos

El objetivo general de esta Unidad de Aprendizaje es:

→ Adquirir conocimientos sobre los principios nutricionales y el proceso nutricional en el ser humano, así como las características de los diferentes nutrientes alimentarios (macronutrientes y micronutrientes).

Los objetivos específicos de esta Unidad de Aprendizaje son:

→ Identificar las necesidades de uso de los diferentes nutrientes según sus características, así como de las necesidades nutricionales del individuo.

→ Determinar las fases del proceso nutricional y los fundamentos de cada uno de los procesos implicados.

1. Introducción

Son muchos los casos en los que los conceptos de alimentación y nutrición se utilizan por igual, lo que es incorrecto, ya que, aunque estén relacionados, se trata de dos conceptos bien diferentes. Así, mientras que la alimentación es un acto voluntario por el que el organismo obtiene una serie de productos (vegetales, animales, procesados...), condicionada por factores externos o internos, la nutrición es el proceso por el que dichos alimentos se transforman, incorporándolos al organismo a través de su transformación en nutrientes, de los que se distingue entre macronutrientes y micronutrientes.

Siempre se deberá imponer una nutrición saludable, según las necesidades nutricionales de cada individuo, y puede hablarse de malnutrición o incluso desnutrición cuando dichas necesidades no se cubren.

Para ofrecer una mayor practicidad a la descripción de los principios y procesos nutricionales, así como la presentación de los micro y macronutrientes, a continuación se expondrán los ejemplos o casos acontecidos en los centros de salud, nutrición y dietética LSCA.

2. Identificación de los principios de nutrición

☞ HILO CONDUCTOR

En la presentación de la nueva campaña de verano de los centros de salud, nutrición y dietética LSCA, se ha apostado por informar a los posibles usuarios de la importancia que tienen los micronutrientes en la dieta. Así, a la hora de programar una dieta, será necesario contemplar tanto los macronutrientes como los micronutrientes, teniendo cada uno de ellos una función específica.

El concepto de **nutrición** hace referencia al proceso por el que el organismo incorpora, transforma y transporta las sustancias que aportan los alimentos, esto es, los **nutrientes.**

El proceso de nutrición se asocia con el proceso digestivo, que incorpora mediante absorción los nutrientes necesarios, implicándose para ello tanto el sistema digestivo como el circulatorio, asimilando y distribuyendo los nutrientes.

Las características y tipos de nutrientes son muy variados, ya que no solo pueden ser adquiridos a través de la ingesta de alimentos, sino que también pueden ser sintetizados o creados por otras vías metabólicas mediante otros nutrientes; a su vez, dichos nutrientes atienden a múltiples clasificaciones, siendo un ejemplo la que presentamos a continuación:

➲ **Según su naturaleza:** según la naturaleza de los nutrientes, se diferencia entre:

   ◗ **Orgánicos.** Como son los hidratos de carbono, las proteínas o las grasas, entre otros.
   ◗ **Inorgánicos.** Como son el agua y los minerales.

➲ **Según las necesidades diarias:** según las necesidades diarias, los nutrientes permiten diferenciar entre:

   ◗ **Macronutrientes:** son aquellos que el organismo requiere en mayor cantidad, estando representados por los hidratos de carbono, las grasas, las proteínas y los minerales como el sodio, el potasio, el calcio, el magnesio, el cloro y los fosfatos.
   ◗ **Micronutrientes:** son aquellos que el organismo requiere en menor cantidad, estando representados por vitaminas y minerales, tales como el hierro, el yodo o el zinc.

➲ **Según la capacidad del organismo para su síntesis:** según la capacidad del organismo para su síntesis, se diferencia entre los nutrientes:

   ◗ **Esenciales:** representados por aquellos nutrientes que pueden ser sintetizados por el organismo, se aportan de forma exclusiva a través de la dieta. Algunos ejemplos son muchas de las vitaminas, gran número de aminoácidos y algunos ácidos grasos.
   ◗ **No esenciales:** son aquellos que el organismo puede sintetizar, por lo que no es necesario que sean aportados por la dieta. Un ejemplo de ellos es la glucosa.
   ◗ **Semiesenciales:** se trata de aquellos nutrientes que, aun pudiendo ser sintetizados por el propio organismo, lo son en cantidades insuficientes.

Uno de los principios fundamentales de todo proceso de nutrición se relaciona con la búsqueda de salud. Por tanto, debe aportar la cantidad suficiente de nutrientes. De no ser así, se habla de malnutrición o incluso de desnutrición, siendo esta un tipo grave de malnutrición.

Es importante indicar que una adecuada nutrición puede resultar insuficiente, debido a posibles patologías que impiden al organismo la absorción de los nutrientes; algunos ejemplos son la celiaquía o el síndrome de malabsorción.

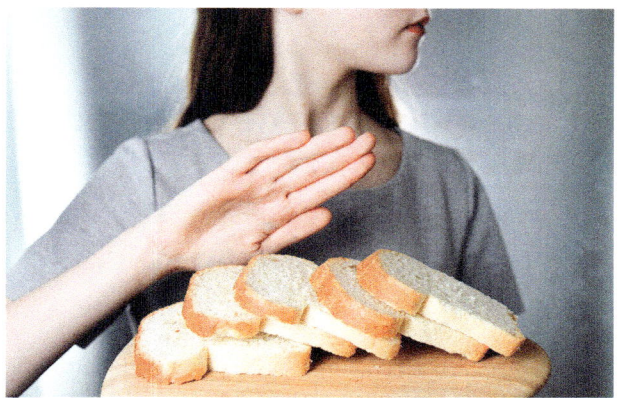

Algunos trastornos alimentarios hacen que la absorción de nutrientes se vea limitada, por lo que debe ser contemplada ante el diseño de una posible dieta.

Otro de los principios que deben considerarse en una correcta nutrición se asocia con las distintas etapas de la vida, así como la actividad desarrollada. No obstante, pese a que las necesidades pueden ser propias, la renovación continua de las estructuras corporales hace que sea necesario tanto el suministro de elementos energéticos como nutricionales, haciendo frente al gasto que implica la renovación de tejidos y el desarrollo de la actividad física.

En función de estos principios, el ser humano requiere de los siguientes nutrientes para mantener un nivel saludable adecuado:

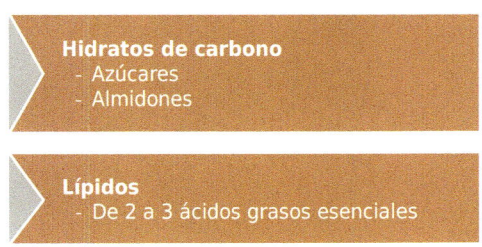

Continúa en página siguiente >>

<< Viene de página anterior

Proteínas
- 9 aminoácidos esenciales
- 13 vitaminas
- 20 minerales

3. Conocimiento acerca de carbohidratos y fibra dietética

☞ HILO CONDUCTOR

En la ponencia llevada a cabo en el centro de salud, nutrición y dietética LSCA, además de presentar los principios de una correcta nutrición, se ha pasado a describir la importancia que tienen los carbohidratos y fibras dietéticas, ya que, por un lado, los carbohidratos son los principales suministradores de energía, mientras que las fibras son un importante polisacárido que sin duda facilita el proceso digestivo.

Tanto los carbohidratos como las fibras dietéticas son dos componentes esenciales en la dieta diaria, que facilitan el proceso digestivo y contribuyen al aporte energético.

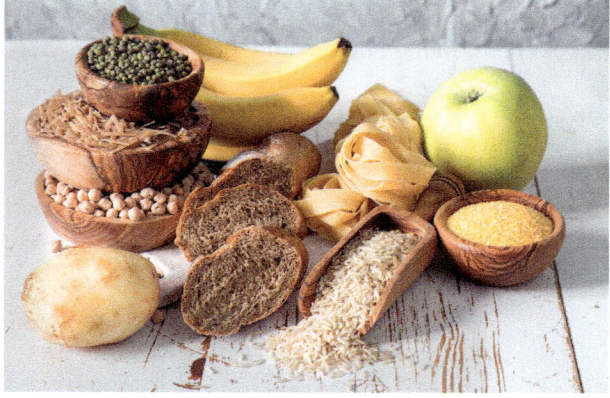

Los hidratos de carbono y fibras alimentarias deberán formar parte de la dieta diaria de todo individuo.

Tanto los carbohidratos como las fibras pueden clasificarse atendiendo a sus características y funcionalidad. Te mostramos el desarrollo de dicha clasificación a continuación.

3.1. Carbohidratos

Los carbohidratos permiten la obtención de energía de forma rápida, dejando un nivel de residuo bajo. Pueden encontrarse casi exclusivamente en los alimentos de origen vegetal.

Están representados por moléculas formadas en función de la combinación de **átomos de carbono, hidrógeno y oxígeno,** siendo su fórmula genérica la siguiente:

$$Cn(H_2O)n$$

Se trata de moléculas de tipo orgánico, y, desde el punto de vista nutricional, destacan las ribosas, hexosas y polímeros. Al mismo tiempo pueden ser clasificadas en tres grupos, según su complejidad o grado de polimerización:

➲ **Azúcares:** están representados por hidratos de carbono simples con un grado de polimerización que incluye 1 o 2 unidades. Este grupo distingue, a su vez, entre los siguientes tipos:

   ‒ **Monosacáridos:** compuestos por glucosa, galactosa y fructosa.
   ‒ **Disacáridos:** pueden ser sacarosa (flucosa + fructosa), lactosa (glucosa + galactosa) o maltosa (glucosa + glucosa).
   ‒ **Polioles:** compuestos por sorbitol y manitol.

➲ **Oligosacáridos:** están representados por hidratos de carbono, con un grado de polimerización que va de 3 a 9. Este grupo diferencia, a su vez, entre los siguientes:

   ‒ **Malto-oligosacáridos:** compuestos por maltodextrina.
   ‒ **Otros oligosacáridos:** son representativos la rafinosa, la estaquiosa, la verbascosa y los fructo-oligosacáridos.

- **Polisacáridos:** están representados por hidratos de carbono, con un grado de polimerización igual o mayor que 10. Este grupo diferencia, a su vez, entre los siguientes:

  - **Polisacáridos amiláceos (almidón).** Se trata de compuestos glucémicos, representados por la amilosa, la amilopectina y los almidones modificados, así como el glucógeno.
  - **Polisacáridos no amiláceos.** Se trata de compuestos no glucémicos, representados por celulosa, hemicelulosas y pectinas.

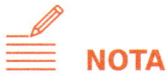

NOTA

El azúcar de la leche o lactosa es el único disacárido de origen animal.

Azúcares

Se trata de los carbohidratos de **más fácil absorción,** sobre todo los monosacáridos, ya que no requieren de una previa degradación. El resto de carbohidratos deben romperse en azúcares más simples. Ambos tipos se dividen en:

- **Monosacáridos:** representan los hidratos de carbono más sencillos, y forman parte del resto de carbohidratos. Los monosacáridos más importantes son los siguientes:

  - **Glucosa.** Se encuentra de forma natural en las frutas y la miel. Es la unidad en la que se van a transformar la mayor parte de los carbohidratos que se ingieren.
  - **Galactosa.** Se halla de forma principal en la lactosa, junto con la glucosa.
  - **Fructosa.** Se encuentra en la miel, junto con la glucosa, como producto de la hidrólisis de la sacarosa, y forma parte del contenido de gran parte de refrescos y bollería. Es el carbohidrato con mayor poder endulzante.

- **Disacáridos:** formados por dos monosacáridos, están representados de forma principal por la sacarosa, la lactosa y la maltosa, especificándose:

➲ **Sacarosa.** Formada por fructosa y glucosa. Presente en la miel y algunas frutas y hortalizas.

➲ **Lactosa.** Formada por galactosa y glucosa. Se encuentra casi exclusivamente en la leche y algunos derivados lácteos que no hayan sido sometidos a procesos de fermentación.

➲ **Maltosa.** Se obtiene de la degradación del almidón, y no se halla de forma natural en ningún alimento. La división de la maltosa da como resultado dos moléculas de glucosa.

⇨ **Polioles**: son alcoholes de diversos azúcares que contienen más grupos hidróxilos que los azúcares de los que derivan. Los polioles se utilizan como edulcorantes, gracias a su elevado dulzor y a su limitada absorción, teniendo un bajo contenido energético.

Oligosacáridos

Se trata de los carbohidratos con **menor presencia en los alimentos,** y están formados por cadenas cortas de 3 a 9 monosacáridos.

Productos como las legumbres (guisantes, lentejas y judías) son ricas en estos compuestos, y pueden digerirse de forma exclusiva en el intestino grueso.

Dentro de los oligosacáridos, además, se diferencian:

⇨ **Fructooligosacáridos.** Forman parte de cereales como el trigo o el centeno, así como de hortalizas como los espárragos o las cebollas.

⇨ **Maltodrextina y otras dextrinas.** Obtenidas de forma industrial de la hidrólisis del almidón, se utilizan en la industria alimentaria, así como en la nutrición artificial.

Polisacáridos

Se trata de los carbohidratos más complejos, y se distinguen dos tipos: los glucémicos y los no glucémicos.

⇨ **Polisacáridos glucémicos**: principalmente están representados por el almidón y el glucógeno.

➲ **Almidón:** es la principal reserva energética de las plantas, está formado por unidades de glucosa, organizada en dos tipos: la amilosa y la amilopectina. Ambas sustancias son degradadas por la enzima α-amilasa, encontrada en la saliva y las secreciones pancreáticas.

Más del 50 % de los carbohidratos que se ingieren están en forma de almidón (pan, bollería, pasta, tubérculos, etc.).

🔵 **Glucógeno:** se trata del polisacárido de reserva de glucosa en los animales. El glucógeno se dividirá en unidades de glucosa para ser utilizado por el organismo. Se utiliza como fuente de energía de los propios músculos cuando así lo requieren.

➲ **Polisacáridos no glucémicos:** representan las fibras dietéticas o alimentarias, y no originan presencia de glucosa en sangre, ya que no son hidrolizados o degradados de forma enzimática por el organismo. De ello se hablará en el próximo epígrafe.

IMPORTANTE

El alcohol también es un carbohidrato derivado de la fermentación de la glucosa, y tiene la peculiaridad de tener un mayor índice calórico por gramo; 7 kcal frente a las 4 kcal del resto de carbohidratos.

APLICACIÓN PRÁCTICA

Algunos de los usuarios del complejo de salud, nutrición y dietética LSCA son deportistas, y requieren de aportes nutricionales característicos y propios del momento en el que se encuentre su entrenamiento, así como durante el momento de competición.

En concreto, hoy se ha producido una petición especial al respecto, dado que uno de los usuarios se enfrenta a una prueba de ultrafondo y necesita aportes de azúcares extra durante la prueba. Deben ser azúcares de rápida absorción y alto aporte.

Él te propone consumir algún preparado rico en polioles, pues le han indicado que tiene un alto poder de dulzor. ¿Actuaría de forma correcta? ¿Qué carbohidratos recomendarías?

Continúa en página siguiente >>

<< Viene de página anterior

Solución

Los polioles no son una fuente de carbohidratos recomendada para cubrir dichas necesidades, ya que tienen un contenido energético bajo. Además, su asimilación es muy lenta.

Se recomiendan carbohidratos provenientes de azúcares monosacáridos, pues estos presentan una estructura sencilla, por lo que su asimilación es muy rápida. Algunos ejemplos de este tipo de carbohidratos son la glucosa, la galactosa y la fructosa.

3.2. Fibra dietética

La fibra dietética, fibra alimenticia o alimentaria es un polisacárido no glucémico, lo que indica que, tras su digestión, **no originan presencia de glucosa en sangre.**

Dicho polisacárido diferencia a su vez entre:

- **Celulosa:** es junto con el almidón el polisacárido más importante del reino vegetal. Su estructura es muy firme y estable, y es insoluble en agua. En los vegetales, su función es estructural y está presente en todos los vegetales, frutos secos, frutas, cereales, etc.
- **Hemicelulosas:** se trata de polímeros con un menor número de unidades de monosacáridos que la celulosa. En su composición, además de incluirse glucosa, existen otros azúcares como la manosa o la arabinosa. Dichos componentes forman parte de la parte externa de los cereales (salvado), por lo que su refinado los elimina.
- **Pectinas:** se encuentran de forma principal en los frutos inmaduros, y desaparecen conforme se produce la madurez, transformándose en azúcares y ácidos.

A diferencia de la celulosa y algunas hemicelulosas, las pectinas son más solubles, favoreciendo la absorción de agua en el proceso de la digestión, lo que provoca que el contenido gástrico se espese, mejorando el tránsito intestinal.

4. Conocimiento acerca de los lípidos, proteínas, vitaminas y minerales

☞ HILO CONDUCTOR

Generalmente, formular una dieta parece requerir de forma obligatoria la eliminación de los lípidos, sin considerar la importancia que tienen estos en el correcto funcionamiento del organismo, al igual que mantener los niveles adecuados de proteínas, vitaminas y minerales.

Desde el centro de salud, nutrición y dietética LSCA se informa, por ejemplo, a todos los usuarios que, aun siendo necesario implantar una dieta hipocalórica, la presencia de lípidos es necesaria. Entre ellos, en cuanto a sus características y funcionalidad, diferencian a los ácidos grasos, triglicéridos, fosfolípidos y lípidos complejos y el colesterol, siendo este último fabricado por el propio organismo.

La correcta nutrición de cualquier individuo debe contemplar, además de los ya descritos carbohidratos y fibra dietética, otros nutrientes como son los lípidos, las proteínas, las vitaminas y minerales. Todos estos elementos son imprescindibles y asimilados a través de la alimentación.

4.1. Lípidos

Los lípidos son sustancias **no miscibles en agua,** lo que constituye una de sus principales características.

Los lípidos describen tanto a las **grasas** como a los **aceites,** y son significativos los **triglicéridos, los fosfolípidos y el colesterol;** todos ellos tienen como base a los **ácidos grasos.**

Ácidos grasos

Los ácidos grasos son moléculas de estructura lineal, y presentan distintas longitudes de cadena y grados de saturación. Al mismo tiempo, la disposición de los átomos de hidrógeno de los carbonos que están unidos por dobles enlaces hacen que estos se diferencien entre:

Ácidos grasos CIS
- Cuando los átomos de hidrógeno se encuentran orientados en el mismo lado de la cadena.

Ácidos grasos TRANS
- Cuando los átomos de hidrógeno se encuentran orientados en lados opuestos de la cadena.

Representación gráfica de cadenas de ácidos grasos CIS y TRANS

Tradicionalmente son muchos y distintos los nombres que recibe un mismo ácido graso, por lo que es importante hacer referencia a la clasificación impuesta por la IUPAC. En ella, se tiene en cuenta su nombre común:

➲ **Ácidos grasos saturados:** dentro de los ácidos grasos saturados, según el número de carbonos, se diferencian los siguientes:

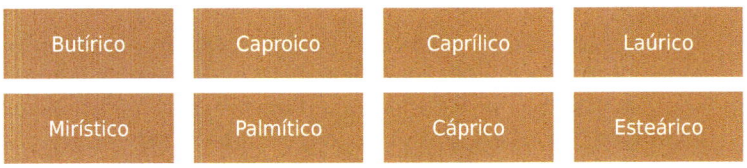

Butírico	Caproico	Caprílico	Laúrico
Mirístico	Palmítico	Cáprico	Esteárico

➲ **Ácidos grasos monoinsaturados:** dentro de los ácidos grasos monoinsaturados, según el número de carbonos, se diferencian los siguientes:

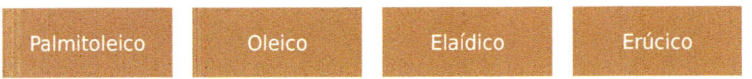

Palmitoleico	Oleico	Elaídico	Erúcico

⊃ **Ácidos grasos poliinsaturados:** dentro de los ácidos grasos poliinsaturados, según el número de carbonos, se diferencian los siguientes:

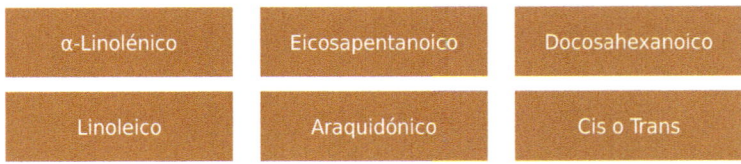

| α-Linolénico | Eicosapentanoico | Docosahexanoico |
| Linoleico | Araquidónico | Cis o Trans |

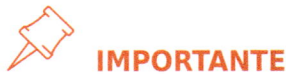

IMPORTANTE

Los ácidos grasos α-linolénico y linoleico son esenciales, ya que solo pueden ser obtenidos a través de la dieta.

α-linolénico	Aceites de soja, lino y colza.
linoleico	Prácticamente en todos los aceites vegetales.

Ácidos grasos saturados y poliinsaturados

En la imposición de una dieta es fundamental establecer un control de los ácidos grasos saturados y las configuraciones trans de algunos poliinsaturados, debido a la repercusión que tienen en el organismo, ya que presentan **mayor dificultad que el resto de ácidos grasos para combinarse** y, por tanto, los excedentes se acumularán en las arterias provocando graves problemas de salud.

⊃ **Ácidos grasos saturados:** son habituales en las grasas de procedencia animal, aunque también están presentes en algunos aceites vegetales. Un ejemplo de este tipo de grasas son las siguientes:

◑ Butírico, caproico y mirístico se encuentran en grasas de la leche y en la mantequilla.
◑ Palmítico y esteárico en la mayoría de grasas animales y aceites.

⊃ **Ácidos grasos poliinsaturados**: los ácidos grasos poliinsaturados son de gran importancia en el funcionamiento del organismo, y tienen un papel fundamental en procesos de:

‣ Formación membranas celulares.
‣ Formación de moléculas eicosanoides, desempeñando funciones similares a las hormonas.
‣ Actuación en ciertas respuestas inflamatorias e inmunológicas del tono arterial, en la agregación plaquetaria, en la liberación de ciertos neurotransmisores, en la regulación de secreciones gastrointestinales, etc.

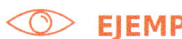 **EJEMPLO**

El aceite de coco contiene el mayor porcentaje de ácidos grasos saturados, diferenciando: el caprílico, el cáprico, el láurico y el mirístico.

- -

Triglicéridos

Un alto porcentaje de los lípidos adquiridos a través de la dieta son en forma de triglicéridos. Sus funciones son vitales, y las principales las presentamos a continuación:

Almacenamiento de energía
- Se lleva a cabo en células del tejido adiposo, en forma de pequeñas gotas de triglicéridos, cuya unión forman una gran gota. Estas células pueden quedar en el tejido adiposo o pueden ser transportadas por la sangre a otros tejidos que requieran energía. En caso de existir un exceso de energía, tanto los carbohidratos como algunos aminoácidos pueden transformarse en ácidos grasos, uniéndose al glicerol y almacenándose como triglicéridos.

Transporte y absorción de vitaminas liposolubles
- Se relaciona con el transporte y absorción de vitaminas solubles en grasas como son la vitamina A, D, Y y K.

Continúa en página siguiente >>

<< Viene de página anterior

Protección
- Las reservas de grasa, además, poseen un efecto amortiguador, tanto de los órganos como de la zona abdominal y torácica.

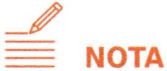

NOTA

El 85 % de la energía de un adulto está en forma de triglicéridos.

Fosfolípidos y lípidos complejos

Teniendo una menor complejidad que los triglicéridos, contienen siempre un **grupo fostado.**

Junto al colesterol, los fosfolípidos y lípidos complejos llevarán a cabo la formación de las **membranas celulares y orgánulos subcelulares.** Dicha función es vital y permite la incorporación de nutrientes y la expulsión de desechos. También participa en algunas de las reacciones enzimáticas, donde se reconocen sustancias que realizan su función a nivel celular.

Otro de los aspectos relacionados con su funcionalidad es que posibilitan una mayor facilidad en el proceso de absorción de lípidos ingeridos a través de la dieta. Finalmente, los fosfolípidos y lípidos complejos forman parte de estructuras nerviosas.

Colesterol

Pese a no tener nada en común con los ácidos grasos y no ser un nutriente esencial, ya que el organismo es capaz de fabricarlo, su implicación en el proceso nutricional hace que se requiera su descripción, de forma que es fundamental conocer sus funciones, entre las que destacan las siguientes:

Formación de membranas
- Junto con los fosfolípidos, el colesterol permitirá la formación de membranas celulares y subcelulares.

Precursor de sustancias de relevancia en el organismo
- Algunos ejemplos son: las hormonas sexuales (estrógenos y testosterona), vitamina D y ácidos biliares.

4.2. Proteínas

Las proteínas son estructuras complejas, formadas a partir de aminoácidos, donde el principal componente es el **nitrógeno.** Las proteínas suponen un **17 % de la masa corporal** y el **25 %** del total tienen una **función estructural.**

Las proteínas están formadas por una combinación de **veinte aminoácidos,** y estos son el punto de partida para la formación de proteínas y también el punto final de su metabolización, cuando son absorbidos.

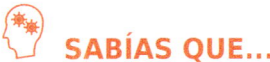 **SABÍAS QUE...**

El aminoácido más abundante en el organismo es la glutamina, representando el 50 % del total de los aminoácidos.

Nutricionalmente, los aminoácidos son clasificados en **esenciales** (el organismo no es capaz de fabricarlos) y **no esenciales** (pueden ser fabricados por el organismo). Se diferencian los siguientes:

Aminoácidos esenciales
- Histidina, leucina, isoleucina, lisina, metionina, fenilalanina, treonina, triptófano y valina.

Continúa en página siguiente >>

<< Viene de página anterior

Aminoácidos no esenciales
- Alina, prolina, glutamina, ácido aspártico, arginina, tirosina, ácido glutámico, cisteína, serina, asparragina y glicina.

NOTA

Todos los aminoácidos están formados por un grupo amino, otro carboxílico y un átomo de hidrógeno, siendo la cadena lateral R la que diferencia su estructura. Hay una excepción: la prolina, ya que presenta una estructura cíclica.

Formación de las proteínas

Los aminoácidos son utilizados por el organismo para cumplir con distintas funciones, todas ellas relacionadas con la formación de estructuras proteicas. Entre estas últimas destacan:

Sustancias nitrogenadas no proteicas
- Se relaciona con ácidos nucleicos, creatina y glutatión.

Sustancias proteicas
- Se relaciona con estructuras tales como:
    - Oligopéptidos. Contienen un máximo de 10 aminoácidos.
    - Polipéptidos. Contienen de 11 a 100 aminoácidos.
    - Proteínas. Contienen más de 100 aminoácidos.

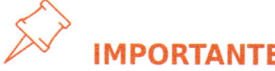

IMPORTANTE

Las proteínas están en un continuo reciclaje, es lo que se denomina recambio proteico.

Los requerimientos de proteína cubren tanto la formación de nuevos tejidos como el reemplazo de las proteínas presentes en el organismo, y es muy importante imponer una regulación que impida un exceso de consumo, ya que los aminoácidos constituyentes pueden ser utilizados para producir energía, lo que se relaciona con producción de amoniaco y las aminas propias de estas reacciones químicas. Estas son altamente tóxicas para el organismo, por lo que deben ser desechadas.

La formación de las proteínas exige hasta **cinco niveles de estructuración:**

➲ **Estructura primaria:** refleja la secuencia de aminoácidos de la proteína y su disposición. Los enlaces que participan en la estructura primaria de una proteína son covalentes, reflejándose como enlaces peptídicos, como una cadena. Sus átomos principales son el carbono y el nitrógeno.
➲ **Estructura secundaria:** refleja la disposición espacial de los aminoácidos, observándose cómo se establece la unión durante la síntesis proteica adquiriendo una disposición espacial estable en consonancia con la capacidad de giro.
➲ **Estructura terciaria:** refleja la necesidad de plegarse formando un complejo proteico, que dará lugar a una conformación globular. La estructura terciaria de una proteína será responsable directa de sus propiedades biológicas, y se diferencian dos tipos: fibrosa y globular.
➲ **Estructura cuaternaria:** refleja los enlaces débiles de varias cadenas polipeptídicas con estructura terciaria, formando un complejo proteico. La estructura cuaternaria modula la actividad biológica de la proteína y la separación de las subunidades; a menudo conduce a la pérdida de funcionalidad. Las fuerzas que mantienen unidas las distintas cadenas polipeptídicas son, en líneas generales, las mismas que estabilizan la estructura terciaria.
➲ **Estructura quinaria:** se relaciona con asociaciones supramoleculares, asociaciones entre proteínas y asociaciones entre proteínas y otras biomoléculas, como pueden ser azúcares, lípidos y ácidos nucleicos.

Calidad proteica

No todas las proteínas presentan las mismas calidades. Así, las proteínas de alta calidad provienen de alimentos como la carne, sobre todo las carnes magras, el pescado, la leche y los huevos. Por el contrario, las proteínas vegetales no suelen contener los nueve aminoácidos esenciales; no obstante, se pueden conseguir proteínas vegetales de alta calidad combinando semillas o granos vegetales con legumbres.

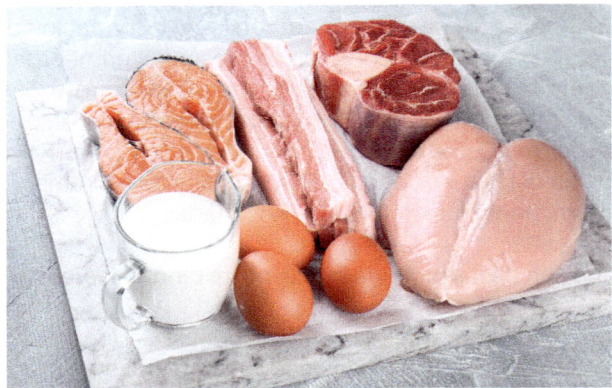

La carne magra, el pescado, los huevos y la leche son fuentes de proteínas de alta calidad.

La calidad proteica puede ser medida desde distintos niveles, diferenciando entre:

A nivel digestivo
- No todas las proteínas se digieren igual, ya que presentan distintos niveles de aprovechamiento y, por tanto, tienen distinto coeficiente de digestibilidad. Al mismo tiempo, la técnica utilizada para el cocinado o preparación del producto podrá modificar esta relación (mayor trituración, aplicación de calor, etc.).

A nivel metabólico
- Cuando los aminoácidos ya absorbidos se utilizan en una alta proporción, estamos ante una proteína de alta calidad. Así, se lleva una comparativa entre aminoácidos retenidos y absorbidos. Por tanto, aquellas proteínas con mayor valor biológico son aquellas que contienen mayor número de aminoácidos esenciales requeridos por el organismo.

Funciones de las proteínas

Las funciones de las proteínas son importantes a nivel biológico, y están relacionadas con los siguientes procesos:

➲ **Catálisis enzimática:** las proteínas funcionan como catalizadores en casi todas las reacciones químicas favoreciendo la velocidad de las reacciones.
➲ **Transporte y almacenamiento:** algunas moléculas se transforman y almacenan gracias a la función de las proteínas. Un ejemplo de ello es el

hierro, que se transporta por el plasma gracias a la transferrina y se almacena en el hígado por la ferritina.

- **Movimiento:** los músculos están formados por la actina y la miosina, ambas fibras proteicas, que permiten su contracción.
- **Función estructural:** aproximadamente, el 40 % de los músculos está formado por proteínas, estando además presentes en huesos, ligamentos, tendones y vísceras. Por otro lado, la sangre y la piel también están formadas en un 30 % por proteínas.
- **Función inmunitaria:** los anticuerpos son proteínas y se encargan de reconocer y unirse a sustancias potencialmente dañinas para el organismo como bacterias, virus y sustancias de otros organismos.
- **Transmisión y generación de impulsos nerviosos:** es importante destacar que los receptores nerviosos son proteínas, por lo tanto, su intervención es directa en dichos procesos.
- **Regulación del desarrollo celular:** los factores de crecimiento son estructuras proteicas que intervienen en la comunicación intercelular, controlando así el crecimiento y la diferenciación celular.

4.3. Vitaminas

Las vitaminas son micronutrientes, no sintetizables por el organismo, presentes en los alimentos en muy pequeña proporción, por lo que son indispensables para la vida, la salud, la actividad física y la vida cotidiana.

Las vitaminas intervienen como catalizadoras en las reacciones bioquímicas, siendo claves para el crecimiento e integridad celular y para el metabolismo de los macronutrientes.

Tipos de vitaminas

Las vitaminas son nutrientes de origen orgánico, compuestas por **carbono e hidrógenos,** pudiendo además integrar otros elementos como el **oxígeno** y el **azufre.** En la actualidad se diferencian **13 vitaminas distintas,** clasificadas según la forma de absorción en dos grandes bloques: vitaminas liposolubles (requieren de lípidos para su absorción) y vitaminas hidrosolubles (solubles en agua).

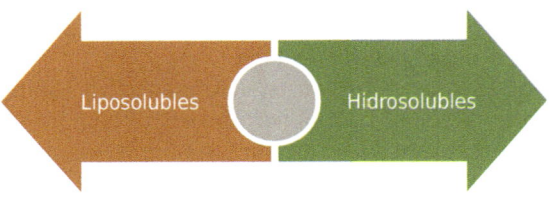

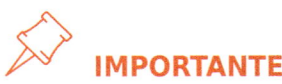 **IMPORTANTE**

El organismo tiene reservas de vitaminas liposolubles, pero no de las hidrosolubles.

_____

Liposolubles

Existen cuatro tipos de vitaminas liposolubles: vitamina A, vitamina D, vitamina E y vitamina K, dichas vitaminas se relacionan con los siguientes alimentos:

Tipo	Alimento que la contiene
Vitamina A	Leche entera, aceites de hígado de pescado, hígado, espinacas, calabazas, batatas, huevos…
Vitamina D	Pescados grasos, leche y huevos.
Vitamina E	Aceites vegetales, productos lácteos, nueces, germen de trigo, huevos, verduras de hoja amarilla y verde.
Vitamina K	Hígado de pescado, huevos, aceite de soja y vegetales de hoja verde. - Por formación endógena, en flora intestinal.

Hidrosolubles

Existen nueve tipos de vitaminas hidrosolubles: tiamina, rivoflavina, nicotinamida o niacina, ácido pantoténico, pirodoxina, biotina, ácido fólico, cobalamina y ácido ascórbico, reconociéndose respectivamente como: vitamina B_1, B_2, PP o B_3, B_5, B_6, B_8 o H, B_9, B_{12} y C.

Tipo	Alimento que la contiene
Tiamina (B_1)	Cereales con cáscara, legumbres, levadura de cerveza y frutos secos.
Rivoflavina (B_2)	Hígado, leche, espinacas, carne, huevos, cereales enteros, pasta, pan y setas.
Nicotinamida o niacina (PP o B_3)	Carnes, leches, pescado, cereales enteros, legumbres y frutos secos. - Por formación endógena, a partir de triptófano.
Vitamina K	Hígado de pescado, huevos, aceite de soja y vegetales de hoja verde. - Por formación endógena, en flora intestinal.
Ácido pantoténico (B_5)	Leche, huevos, carnes rojas y blancas, hígado, tomate y coliflor.
Piridoxina (B_6)	Leche, aguacate, plátano, judías verdes, espinacas, cereales, huevos e hígado.
Biotina (B_8 o H)	Cereales, vegetales, leche e hígado.
Ácido fólico (B_9)	Verduras de hoja verde, hígado, legumbres, frutos secos, germen de trigo y levadura de cerveza.
Cobalamina (B_{12})	Solo en productos de origen animal como el hígado, los riñones, la carne, el pescado, los huevos y la leche.
Ácido ascórbico (C)	Productos cítricos, lechuga, repollo y hortalizas en general.

Funciones de las vitaminas

Conocida la clasificación de las vitaminas, así como identificados algunos de los alimentos ricos en ellas, es importante dar a conocer sus principales funciones, pues, aunque de forma generalizada todas ellas son **reguladoras del metabolismo de los macronutrientes,** también presentan funciones propias.

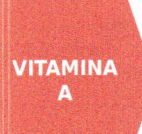

VITAMINA A

- La vitamina A es el principal componente de la rodopsina, se encuentra en la retina y es responsable de la visión nocturna o con poca luz. Es importante para el crecimiento, la diferenciación celular, la reproducción y el mantenimiento del sistema inmunológico.

Continúa en página siguiente >>

<< Viene de página anterior

| VITAMINA D | - La vitamina D diferencia, a su vez, el ergocalciferol (D2) y el colecalciferol (D3), ambas sintetizadas por la piel en función de la acción solar. Es importante para la formación y mantenimiento de los huesos, interviniendo además en el metabolismo del calcio y del fósforo. |

| VITAMINA E | - La vitamina E funciona como antioxidante de los lípidos, y participa en la formación de los glóbulos rojos y músculos. |

| VITAMINA K | - La vitamina K tiene como función principal la participación en la síntesis, llevada a cabo en el hígado, de sustancias que intervienen en la coagulación sanguínea, como es la protrombina, varios factores de coagulación y las proteínas C y S. |

| VITAMINA B_1 | - La vitamina B_1 participa de forma activa en el metabolismo de los hidratos de carbono y lípidos, obteniendo energía de ellos. Al mismo tiempo, interviene en la síntesis de reguladores del sistema nervioso. |

| VITAMINA B_2 | - La vitamina B_2 participa de forma activa en el metabolismo de los hidratos de carbono y lípidos, así como en el transporte de oxígeno en el metabolismo de las proteínas. |

| VITAMINA B_3 | - La vitamina B_3 participa en el metabolismo de los macronutrientes (glúcidos, proteínas y grasas), en la circulación sanguínea y en la cadena respiratoria. También es fundamental en el crecimiento, buen estado de la piel y el sistema nervioso. |

| VITAMINA B_5 | - La vitamina B_5 forma parte de la coenzima A, participando de forma directa en el metabolismo de los macronutrientes, produciendo energía. |

| VITAMINA B_6 | - La vitamina B_6 es fundamental en el proceso de absorción de los aminoácidos, en el metabolismo de los lípidos y en la formación de los glóbulos rojos. |

Continúa en página siguiente >>

<< Viene de página anterior

| VITAMINA B_8 | - La vitamina B_8 facilita la obtención de energía a partir de los hidratos de carbono e interviene en la formación de los ácidos grasos |

| VITAMINA B_9 | - La vitamina B_9 participa en la formación de la hemoglobina y otras proteínas. |

| VITAMINA B_{12} | - La vitamina B_{12} es necesaria para el correcto funcionamiento del sistema nervioso, la formación de proteínas y de los glóbulos rojos. |

| VITAMINA C | - La vitamina C es fundamental para la formación de colágeno y para su mantenimiento. Facilita la absorción de hierro e interviene en la síntesis de la sustancia cementante de los capilares sanguíneos. |

4.4. Minerales

Pese a que el organismo tiene unos requerimientos bajos de minerales, estos son fundamentales para el correcto funcionamiento metabólico, por lo que toda dieta debe considerar su presencia, más aún si existe alguna patología específica que los requiera.

Clasificación de los minerales y funciones

La clasificación de los minerales diferencia dos grandes grupos: **macroelementos** y **microelementos.**

Dicha clasificación se lleva a cabo según las necesidades de estos en el organismo y no por sus características. Así, su definición indica:

Macroelementos	- Se trata de aquellos minerales necesarios en cantidades mayores a 100 mg al día. Algunos ejemplos son: el calcio, el fósforo, el potasio o el sodio.
Microelementos	- Son aquellos minerales necesarios en cantidades muy pequeñas, siempre por debajo de los 100 mg al día. Algunos ejemplos son el cobre, el yodo, el hierro o el manganeso.

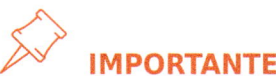

IMPORTANTE

La administración extra de minerales debe justificarse en función de las patologías específicas, ya que muchos de ellos son tóxicos. No obstante, una dieta equilibrada contempla y aporta las cantidades requeridas.

- -

Macroelementos

También denominados macrominerales, son requeridos en el organismo en cantidades superiores a 100 mg/día. Los más importantes los mostramos a continuación:

- **Sodio (Na)**: presente en la sal de mesa, así como en la mayor parte de alimentos, tales como los fiambres, los embutidos, los encurtidos, las conservas, los quesos curados y las mantecas y margarinas, entre otros. Su presencia permite la regulación del volumen de líquido extracelular y el reparto del agua en el organismo. Forma parte de la composición de los huesos y es necesario para la transformación de los impulsos nerviosos y el funcionamiento muscular.
- **Potasio (K)**: presente de forma natural en productos como la carne, el pescado, las verduras y frutas, su función es similar a la del sodio. Es el mineral que aparece en mayor cantidad en el cuerpo humano después del calcio y del fósforo, estando siempre asociado con el sodio.
  El potasio permite controlar la presión en el interior y exterior de las células, regulando el balance de agua en el organismo. Aproximadamente el 90 % del potasio ingerido es absorbido en el intestino delgado y la forma en que el cuerpo lo elimina es a través de la orina.

- **Calcio (Ca)**: presente de forma principal en los productos lácteos, así como en los frutos secos, verduras, frutas y legumbres. Es el mineral más abundante en el organismo, representando de un 1,5 a un 2 % del peso corporal. Prácticamente la totalidad del calcio se encuentra en los huesos; no obstante, también forma parte de otros tejidos como el plasma. Tiene como función principal la formación del hueso y los dientes, y también es imprescindible para la contracción de los músculos, la coagulación sanguínea y la transmisión del impulso nervioso, entre otras funciones. La absorción del calcio requiere la presencia de vitamina D.
- **Fósforo (P)**: presente en productos como los derivados lácteos o los frutos secos, carnes, huevos y granos integrales y legumbres. El fósforo forma parte de los huesos y dientes, siendo un componente fundamental de los fosfolípidos de las membranas celulares, de algunas proteínas y ácidos nucleicos. Interviene en la actividad muscular y nerviosa y tiene un papel clave en el almacenamiento de la energía.
- **Magnesio (Mg)**: presente en alimentos, tales como cereales, nueces y otros frutos secos, en el cacao, las legumbres, los vegetales verdes y el marisco. Forma parte de dientes y huesos, y es necesario en la transmisión del impulso nervioso, en el funcionamiento y mantenimiento del impulso cardiaco y en la relajación muscular, además, es fundamental para liberar la energía almacenada.
- **Cloro (Cl)**: está presente en el agua corriente y en la sal común. Contribuye con el mantenimiento del equilibrio ácido-base y también del equilibrio hidrosalino.
- **Azufre (s)**: está presente en productos como las legumbres, la cebolla, la col y el ajo, los espárragos, la yema de huevo y el pescado. Forma parte del complejo de vitaminas B y de aminoácidos, e interviene en la regulación y en la síntesis del colágeno, así como en el metabolismo de los lípidos y de los hidratos de carbono.

Microelementos

También denominados microminerales, son requeridos en el organismo en cantidades inferiores a los 100 mg/día. Los más importantes se presentan a continuación:

- **Hierro (Fe)**: presente en productos como la carne, el pescado, las vísceras y el marisco; en vegetales verdes, cereales y frutos secos.
  Forma parte de la hemoglobina, y se encarga del transporte de oxígeno a través de la sangre. Las reservas de este mineral se localizan en el bazo, la médula ósea y el hígado. Se diferencia entre:

  - **Hierro hémico.** De origen animal, es absorbido en un 20-30 %.
  - **Hierro no hémico.** De origen vegetal, es absorbido en un 3-8 %.

Para conseguir una mayor absorción del hierro no hémico siempre es bueno consumir conjuntamente alimentos que contengan vitamina C.

- **Flúor (F):** presente en productos como las aguas fluoradas, carne de ave, mariscos, pescados de mar y té.

  No se considera un mineral esencial, pero refuerza la mineralización ósea y endurece el esmalte dental.

- **Zinc (Zn):** presente en productos como la levadura de cerveza, el germen de trigo, los huevos, la leche y los crustáceos, interviene en el metabolismo de los macronutrientes por estar relacionado con varias enzimas.

- **Manganeso (Mn):** presente en productos como el pescado, los cereales integrales y las legumbres. Es parte de diferentes enzimas que intervienen en el metabolismo de los lípidos, aminoácidos e hidratos de carbono. También participa en la formación de las hormonas sexuales y es necesario para el aprovechamiento de la vitamina E.

- **Cobre (Cu):** presente en productos como el cacao, los cereales integrales, las legumbres y la pimienta. Interviene en la utilización del hierro, convirtiéndolo en hemoglobina en gran parte.

- **Yodo (I):** está presente en productos como la sal marina, el pescado y el marisco. Es fundamental para la composición de las hormonas tiroideas, en especial, para el desarrollo del sistema nervioso central.

- **Cobalto (Co):** está presente en productos como las carnes, el pescado, los lácteos, la remolacha roja, la cebolla y los higos, entre otros productos. El cobalto forma parte de la vitamina B12, interviniendo en la formación de los glóbulos rojos.

- **Cromo (Cr):** está presente en aceites vegetales, levadura de cerveza, cebolla, lechuga, patatas y berros. Interviene en el metabolismo de lípidos e hidratos de carbono, favoreciendo la acción de la insulina y controlando los niveles de glucosa en sangre.

- **Molibdeno (Mo):** está presente en el germen de trigo, en las legumbres y cereales integrales, así como en vegetales de hoja verde. Este mineral forma parte de algunas enzimas que participan en el metabolismo de los aminoácidos que contienen azufre.

- **Selenio (Se):** está presente en el germen y salvado de trigo, la cebolla, el ajo, el tomate, el brécol y la levadura de cerveza. Se trata de un antioxidante celular, interviene en el metabolismo de los lípidos y se relaciona con la actividad de la vitamina E.

 ACTIVIDAD COMPLEMENTARIA

3. Cuando se establece una dieta, hay que tener presentes tanto los requerimientos propios de carbohidratos, lípidos o proteínas como de las vitaminas

Continúa en página siguiente >>

<< Viene de página anterior

y minerales, permitiendo en conjunto el desarrollo de un correcto proceso digestivo.

En cuanto a las exigencias en microelementos, estas son muy bajas; no obstante, su implicación en el proceso digestivo los hace imprescindibles.

Busca información complementaria sobre las exigencias de dichos microelementos. Confecciona una tabla resumen en la que estas se reflejen de forma esquemática, facilitándote posibles consultas posteriores.

---

5. Conocimiento de la importancia del agua

☞ **HILO CONDUCTOR**

Como recomendación en todas las dietas emitidas en los centros de salud, nutrición y dietética LSCA, se indica la importancia de llevar a cabo una correcta hidratación. No se impone una cantidad mínima de ingesta, pero sí se hace hincapié en que el agua es un componente alimenticio imprescindible, por lo que su consumo, además de no aportar calorías, facilita un medio adecuado para el transporte de los principios nutritivos.

El agua representa del **50 al 70 % del peso corporal** de un adulto. Se le considera como el **nutriente no energético más importante,** está compuesto por dos átomos de hidrógeno y uno de oxígeno, y es incolora, inodora e insípida.

El aporte de agua al organismo proviene aproximadamente en un 75 % de la ingesta de líquidos y en un 25 % del consumo de alimentos. También se obtiene un pequeño aporte gracias a la metabolización de los nutrientes, en lo que se conoce como **agua metabólica.**

Es importante que exista un balance hídrico adecuado, y hay que tener presente que existen pérdidas constantes de agua (sudor, respiración, heces, orina, etc.), evitando un balance negativo, ya que puede plantear serios problemas para el organismo y provocar trastornos circulatorios o baja función renal. Al mismo tiempo, un balance hídrico positivo también puede plantear problemas en relación a la aparición de edemas o problemas cardiacos.

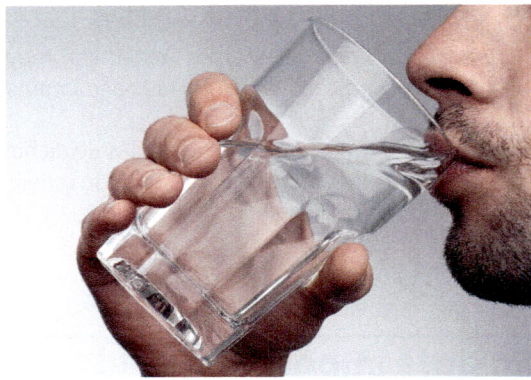

El mecanismo natural que indica la necesidad de incorporar agua al organismo es la sed.

5.1. Funciones del agua en el organismo

Al igual que el resto de nutrientes ya descritos, el agua, aun no aportando nutrientes, facilita o propicia su asimilación. Así, destacan las siguientes funciones principales del agua:

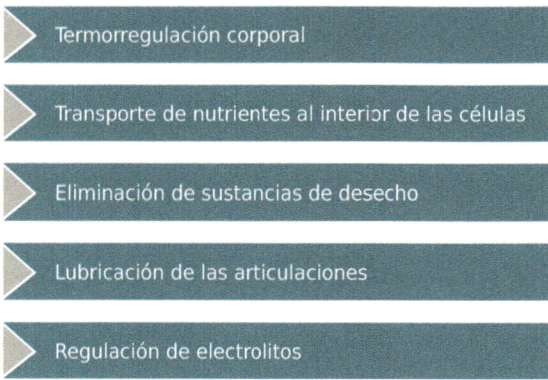

Termorregulación corporal

Transporte de nutrientes al interior de las células

Eliminación de sustancias de desecho

Lubricación de las articulaciones

Regulación de electrolitos

ACTIVIDAD COMPLEMENTARIA

4. Las bebidas con gas, en su gran mayoría, presentan un contenido en agua de hasta el 99 %, por lo que su consumo no debiera presentar ninguna controversia. No obstante, esto no es así, y es evidente la impopularidad que dichas bebidas presentan en el seguimiento de una correcta nutrición.

Busca información sobre los principios en los que se basan los colectivos en contra del consumo de bebidas con gas, justificando si sus principios están o no fundamentados.

- -

 TAREA 3

Uno de los nuevos usuarios del centro de salud, nutrición y dietética LSCA solicita una dieta que mejore su tránsito intestinal.

Informa que, hasta ahora, su dieta ha sido rica en fibras, pero no ha logrado la mejoría esperada, por lo que le gustaría optar por otro tipo de dieta o alimentos que le favorezcan.

Como especialista del centro, razona y explica al usuario qué otros elementos puede integrar en su dieta con el fin propiciar dicha mejoría.

- -

6. Identificación del proceso de nutrición

 HILO CONDUCTOR

A todo usuario de los centros de salud, nutrición y dietética LSCA que pretenda establecer una rutina alimentaria se le impone tanto pruebas analíticas como una revisión física; esta última, muy centrada en el estudio bucal, ya que el proceso digestivo comienza en la boca y una insuficiente masticación se relaciona con posibles problemas digestivos, así como un menor aprovechamiento de los nutrientes al no poder ser obtenidos en el proceso digestivo, generando un mayor residuo.

- -

Conocida la anatomía y fisiopatía del aparato digestivo y endocrino, los principios de una correcta nutrición y las características de los nutrientes, es importante dar a conocer los fundamentos del proceso nutritivo.

Así, el proceso nutritivo comienza en el momento en el que el alimento es ingerido, pasando a continuación a su descomposición y transformación, teniendo como final su asimilación.

Dicho proceso requiere de la descripción de los procesos digestivos de cada una de las partes, incluyendo las necesidades propias de transporte y difusión.

- **Digestión en la boca:** en la boca se produce la masticación y ensalivación de los alimentos. La denominada enzima amilasa salivar actúa sobre los almidones, transformándolos en monosacáridos. Al mismo tiempo, la saliva destruye parte de las bacterias del alimento, gracias a un agente antimicrobiano denominado lisozima. Este proceso crea el denominado bolo alimenticio, una masa moldeable recubierta por un moco que protegerá el tubo digestivo.
  Las secreciones se relacionan tanto con el tipo de producto como con sus condiciones de temperatura, textura o sabor, gracias a su identificación por parte del sistema nervioso.
- **Digestión en el estómago**: una vez que el bolo alimenticio baja por el esófago y accede al estómago mediante la activación de la válvula denominada cardias, el estómago segrega gran cantidad de jugos gástricos, consiguiendo desnaturalizar las proteínas, así como eliminar posibles bacterias que aún pudiera contener. De entre los jugos vertidos, es importante citar la **pepsina,** pues es la enzima que facilitará la división de las proteínas ya desnaturalizadas en cadenas cortas de sus aminoácidos constituyentes.
  En este momento deja de actuar la **amilasa salivar,** y el ácido clorhídrico del contenido estomacal, junto con los almidones y azúcares, propicia un proceso que podrá durar varias horas, pudiéndose alcanzar temperaturas de 40 °C, lo que hace que a veces fermenten los azúcares y almidones, dando lugar a los gases.
  En el proceso digestivo relacionado con el estómago, no existen enzimas que modifiquen la estructura de los lípidos, por lo que estos no se verán afectados. Eso sí, una proporción alta de lípidos hace que se ralentice el proceso digestivo, ya que envolverá al resto de nutrientes, no siendo asimilados.
  Finalizado el proceso llevado a cabo en el estómago, la masa obtenida, junto con los jugos agregados, pasa a denominarse **quimo,** que será el nuevo producto a tratar, y es trasladado al duodeno a través de otra de las válvulas, denominada píloro. En este caso, el quimo entra en un me-

dio menos ácido, permitiendo digerir aquellos nutrientes que hasta ahora no lo han hecho, como son las grasas y los glúcidos.

⮌ **Digestión intestinal:** cuando el quimo accede al duodeno, es el páncreas el que toma especial protagonismo, ya que segrega jugos alcalinos con el fin de neutralizarlo y permitir al intestino delgado que actúen sobre él, llevándose a cabo:

  ☯ Rotura de almidones.
  ☯ Separación de triglicéridos en ácidos grasos y glicerina.
  ☯ Activación de sales biliares y otras enzimas que fraccionan las proteínas que no han podido ser digeridas con la pectina del estómago.
  ☯ El hígado también segrega la bilis, permitiendo separar la grasa en pequeñas gotas, consiguiendo así que el páncreas pueda actuar.
  ☯ Adición en el intestino delgado del jugo entérico, que permite la rotura de aquellas moléculas que aún no han podido ser obtenidas.
  ☯ Descomposición de los nutrientes y su absorción a través de la pared intestinal, pasando a la sangre y quedando solo materiales no digeribles que, a su vez, pasan al intestino grueso junto con el agua y las sales minerales generadas en el proceso.

Seguidamente, en el intestino grueso se localiza la denominada **flora intestinal** (principalmente bacterias), que segrega enzimas digestivas muy potentes y permite atacar a los polisacáridos de la fibra, liberándose en el proceso azúcares que serán fermentados, de lo que se obtiene algo más de energía.

Finalmente, se obtiene un material seco, que es convertido en excrementos.

⮌ **Transporte de los nutrientes hasta los tejidos:** obtenidos los nutrientes, es el sistema nervioso central, mediante impulsos nerviosos y segregación de hormonas, el que establece qué hacer con los nutrientes. Estos pueden ser utilizados de forma directa o bien pasar a ser reservados, resaltando aquí la labor del hígado, que los podrá transformar en aquellos nutrientes que son necesarios o bien en tejido adiposo, acumulándose en forma de grasa.

⮌ **Difusión de los nutrientes a través de los tejidos:** la sangre es la responsable del transporte de los nutrientes adquiridos a todos los tejidos del cuerpo, satisfaciendo cada una de las células que los componen. Estas células quedan a expensas de que la sangre y el oxigeno consigan traspasar las membranas que forman las paredes de capilares, por lo que es muy importante que no estén obstruidas por depósitos de grasa o aminoácidos en exceso, ya que requerirá una mayor presión sanguínea.

⮌ **Absorción celular:** se corresponde con el último paso del proceso, donde los nutrientes son absorbidos por las células pasando a través de las membranas que las recubren. Allí son digeridas, transformadas y utilizadas en función de las necesidades y tipo de célula de que se trate. Este proceso también está controlado por el sistema nervioso central, que a través de diversas sustancias gestiona el uso que las células hacen de los nutrientes.

Procesos digestivos

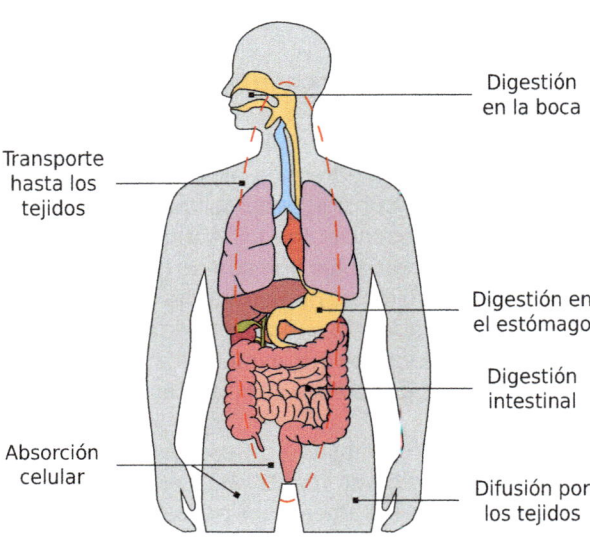

Digestión
en la boca

Transporte
hasta los
tejidos

Digestión en
el estómago

Digestión
intestinal

Absorción
celular

Difusión por
los tejidos

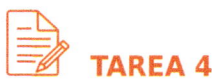 **TAREA 4**

Hasta la consulta de uno de los centros de salud, nutrición y dietética LSCA llega un nuevo usuario, que presenta un índice de masa corporal muy bajo, así como unas analíticas muy irregulares, con niveles altos de lípidos en sangre y bajos índices de nutrientes.

El usuario afirma que ha cambiado de rutina alimentaria hace un mes, pero no mejora.

En cuanto al proceso nutricional, ¿qué fase o fases pueden incidir en la no mejoría de este usuario?, ¿qué principios debería haber respetado para no llegar a esta situación?

Justifica tu respuesta.

- -

7. Resumen

El acto de comer tiene como finalidad obtener los nutrientes necesarios para el correcto funcionamiento del organismo, posibilitando a su vez su protección y desarrollo.

Las características y tipos de nutrientes son muy variados, y pueden ser adquiridos mediante ingesta o ser sintetizados por vías metabólicas.

Los nutrientes pueden ser clasificados en función de:

- **La naturaleza** (orgánica e inorgánica).
- **Las necesidades diarias** (macronutrientes y micronutrientes).
- **La capacidad del organismo para su síntesis** (esenciales, no esenciales y semiesenciales).

En cuanto a las características y funcionalidad propia de los nutrientes, estos diferencian los siguientes tipos o familias:

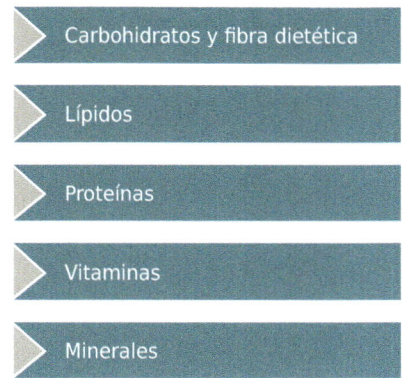

Carbohidratos y fibra dietética

Lípidos

Proteínas

Vitaminas

Minerales

Por su lado, el agua, sin aportar nutrientes, es un componente fundamental del proceso digestivo, de ahí la importancia de su ingesta.

Finalmente, hay que conocer los fundamentos del proceso llevado a cabo en la asimilación de nutrientes, comenzando en la boca, mediante la masticación y ensalivación, y continuando con:

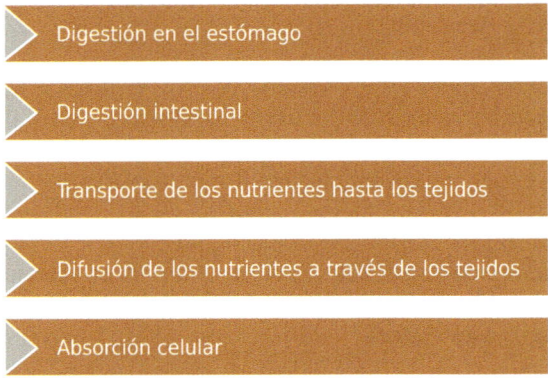

Digestión en el estómago

Digestión intestinal

Transporte de los nutrientes hasta los tejidos

Difusión de los nutrientes a través de los tejidos

Absorción celular

Ejercicios de autoevaluación
Unidad de Aprendizaje 2

1. **Ordena los siguientes nutrientes, diferenciando entre macronutrientes y micronutrientes:**

   a. Hierro
   b. Potasio
   c. Yodo
   d. Sodio
   e. Zinc
   f. Cloro
   g. Proteínas
   h. Grasas

   __ Micronutrientes
   __ Macronutrientes

2. **Identifica cuál o cuáles de los siguientes nutrientes se consideran azúcares disacáridos:**

   a. Sacarosa
   b. Maltosa
   c. Fructosa
   d. Galactosa

3. **Los polisacáridos tienen un grado de polimerización...**

   a. ... igual o superior a 3.
   b. ... igual o superior a 5.
   c. ... igual o superior a 7.
   d. ... igual o superior a 10.

4. **La sacarosa es...**

   a. ... un tipo de monosacárido.
   b. ... un disacárido, formado por fructosa y glucosa.
   c. ... un producto obtenido por degradación del almidón, que no se encuentra de forma natural en ningún alimento.
   d. ... un alcohol compuesto por más de un grupo hidróxilo.

5. ¿Cuál de las siguientes fibras dietéticas se considera, junto con el almidón, el polisacárido más importante del reino vegetal?

    a. La celulosa.
    b. Las pectinas.
    c. La hemicelulosa.
    d. Todas las opciones son incorrectas.

6. ¿Qué cantidad de aminoácidos contienen los polipéptidos?

    a. Contienen entre 11 y 100 aminoácidos.
    b. Contienen un máximo de 10 aminoácidos.
    c. Contienen de 30 a 90 aminoácidos.
    d. Contienen más de 100 aminoácidos.

7. La estructura terciaria de una proteína...

    a. ... refleja la secuencia de aminoácidos de la proteína y su disposición.
    b. ... refleja la disposición espacial de los aminoácidos, y se observa cómo se establece la unión durante la síntesis proteica adquiriendo una disposición espacial.
    c. ... refleja la necesidad de plegarse formando un complejo proteico, dando lugar a la conformación globular.
    d. ... refleja la relación con asociaciones supramoleculares, asociaciones entre proteínas y asociaciones entre proteínas y otras biomoléculas.

8. Ordena las siguientes vitaminas según su salubridad:

    a. Vitamina A
    b. Vitamina D
    c. Tiamina (B1)
    d. Vitamina E
    e. Ácido fólico
    f. Nicotinamida
    g. Vitamina K

    __ Liposolubles
    __ Hidrosolubles

9. **El denominado hierro hémico es de origen animal y es absorbido entre...**

    a. ... un 10 y un 20 %.
    b. ... un 20 y un 30 %.
    c. ... un 30 y un 45 %.
    d. ... un 45 y un 60 %.

10. **¿Cuál de los siguientes procesos no se lleva a cabo en la fase de digestión intestinal?**

    a. Formación del bolo alimenticio.
    b. Separación de triglicéridos en ácidos grasos y glicerina.
    c. Segregación de bilis.
    d. Adición de jugo entérico.

Categorización de los diferentes grupos de alimentos

Contenido

1. Introducción
2. Conocimiento acerca de los alimentos y su composición
3. Clasificación de los alimentos
4. Identificación de alimentos nuevos
5. Identificación de los aditivos alimentarios
6. Conocimiento acerca de la leche y productos lácteos
7. Conocimiento acerca de las carnes, huevos y pescados
8. Conocimiento acerca de legumbres, tubérculos y frutos secos
9. Conocimiento de las hortalizas y frutas
10. Conocimiento acerca de los cereales
11. Conocimiento de las grasas y aceites
12. Identificación de los alimentos de servicio
13. Resumen

Objetivos

El objetivo general de esta Unidad de Aprendizaje es:

→ Conocer las características, composición y clasificación de los alimentos, permitiendo su posterior conjugación en el diseño de pautas correctas de alimentación.

Los objetivos específicos de esta Unidad de Aprendizaje son:

→ Identificar las propiedades nutritivas de los alimentos.

→ Diferenciar los aditivos alimentarios y concretar su clasificación.

1. Introducción

La formulación o diseño de unas correctas pautas alimenticias es compleja, ya que, además de requerir conocimientos sobre los procesos digestivos o las posibles patologías del usuario, se deben conocer las características de los alimentos, así como las capacidades asociadas a sus posibles combinaciones, obteniendo así su mayor aprovechamiento en torno a las propiedades nutricionales de cada uno.

Hay que tener presente que los alimentos son la fuente energética que permite mantener una correcta salud, así como desarrollar las actividades propias de la vida cotidiana, estableciéndose como necesario disponer de más de cincuenta nutrientes distintos, todos ellos suministrados a través de los alimentos.

Para ofrecer una mayor practicidad al estudio de los alimentos, expondremos los ejemplos o casos acontecidos en los centros de salud, nutrición y dietética LSCA.

2. Conocimiento acerca de los alimentos y su composición

☞ **HILO CONDUCTOR**

La formulación de unas correctas pautas alimenticias es compleja, ya que, además de requerir conocimientos sobre los procesos digestivos o las posibles patologías del usuario, se deben tener conocimientos de las características de los alimentos. Así, es fundamental conocer su composición, pues normalmente un mismo alimento tiene más de un nutriente. Por ello, en los centros de salud, nutrición y dietética LSCA, se tienen presentes las denominadas tablas de composición de alimentos y las bases de datos nutricionales, permitiendo así conocer de forma representativa los alimentos consumidos en un ámbito geográfico concreto.

Los alimentos son definidos por el Código Alimentario Español como:

Todas aquellas sustancias o productos de cualquier naturaleza, sólidos o líquidos, naturales o transformados, que, por sus características, aplicaciones, componentes, preparación y estado de conservación, sean susceptibles de ser habitual o idóneamente utilizados para alguno de los fines siguientes: a) para la normal nutrición humana o como fruitivos; b) como productos dietéticos, en casos especiales de alimentación humana.

La definición aportada por el Código Alimentario Español requiere, a su vez, tener presentes las siguientes reflexiones:

- ⮕ Ningún alimento es capaz de aportar todos los nutrientes necesarios para el mantenimiento del organismo y en las cantidades requeridas, por lo que toda dieta debe ser variada, permitiendo así aportar los nutrientes necesarios.
- ⮕ En todo alimento habrá un nutriente o grupo de nutrientes predominante, sirviendo estos como criterio para su clasificación.
- ⮕ Dentro de un mismo grupo de alimentos, sus contenidos nutricionales pueden ser diferentes, por lo que toda dieta deberá plantear el consumo variado de alimentos de un mismo grupo.
- ⮕ Aquellos alimentos que solo aportan un nutriente de forma principal (azúcar, sacarosa), suelen tener aportes energéticos altos, en deficiencia del resto de componentes.

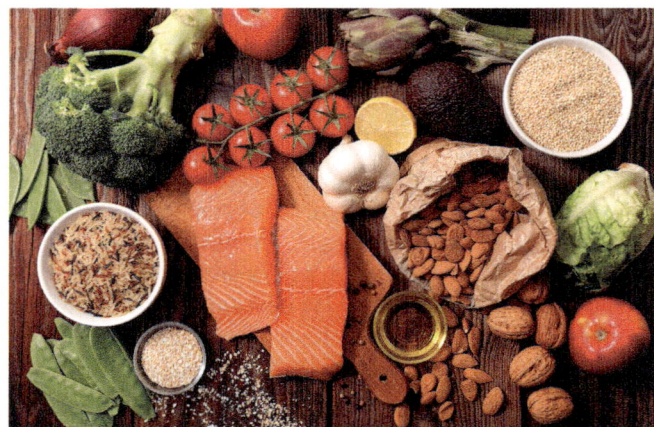

Recuerda que no todos los alimentos poseen los mismos nutrientes, incluso los pertenecientes a un mismo grupo tendrán un aporte de nutrientes característico.

2.1. Composición

Para describir la composición nutricional y energética de los alimentos se establece el uso de las denominadas tablas de composición de alimentos y las bases de datos nutricionales. Estas recopilaciones de datos permiten conocer la composición de los alimentos según los siguientes criterios:

- **Porción comestible:** es posible que el producto no presente un 100 % de aprovechamiento, por lo que es necesario establecer una descripción de la parte no comestible, pudiéndose expresar como porcentaje del peso bruto del alimento.
- **Valor energético disponible o metabolizable en kilocalorías o kilojulios:** es representativo en cuanto al cálculo en gramos de hidratos de carbono, lípidos, proteínas y alcohol que contienen 100 g del alimento en cuestión.
- **Cantidad de nutrientes:** en las cantidades de nutrientes de un producto, hacen reflejar las proporciones y su estudio en función de:

  - **Agua** o humedad contenida en el alimento.
  - **Hidratos de carbono,** pudiendo diferenciar entre hidratos de carbono totales o disponibles, donde no se incluirá la fibra.
  - **Proteínas,** diferenciándose entre el nitrógeno proteico y el nitrógeno total, que incluye además el llamado nitrógeno no proteico, procedente de compuestos como urea, aminas, ácidos nucleicos…
  - **Lípidos,** que se corresponden con los valores de grasa total, pudiéndose diferenciar entre ácidos grasos saturados, monoinsaturados, poliinsaturados y colesterol.
  - **Minerales,** entre los que destacan el sodio (NA), el potasio (K), el calcio (Ca), el magnesio (Mg), el fósforo (P) y el hierro (Fe).
  - **Vitaminas,** que se corresponden con su valor en el análisis del alimento en crudo, sin previo proceso tecnológico aplicado.
  - **Alcohol,** correspondiéndose con la cantidad de alcohol en gramos.

Conocer la composición nutricional de un alimento es imprescindible para llevar a cabo cualquier aplicación nutricional. Por ello, la Agencia Española de Seguridad Alimentaria y Nutrición (AESAN) facilita una base de datos, donde se recogen unos 660 alimentos de habitual consumo en España, permitiendo su comparativa con las distintas bases de datos europeas.

El estudio de la composición de los alimentos diferenciará tanto la **distribución de la energía total del producto** (proteína, grasa total, carbohidratos y alcohol) como las **cantidades de vitaminas y minerales** que presenta, representándose como valores de estudio significativos los siguientes:

PROXIMALES

- Se corresponde con el estudio de la composición en cuanto a:
    - Alcohol (etanol).
    - Energía total.
    - Grasa, total (lípidos totales).
    - Proteína, total.
    - Agua (humedad).

HIDRATOS DE CARBONO

- Se corresponde con el estudio de la composición en torno a:
    - Fibra, dietética total.
    - Carbohidratos.

GRASAS

- Se corresponde con el estudio de la composición en cuanto a:
    - Ácido graso 22:6 n-3 (ácido docosahexaenóicc).
    - Ácidos grasos, monoinsaturados totales.
    - Ácidos grasos, poliinsaturados totales.
    - Ácidos grasos saturados totales.
    - Ácido graso 12:0 (ácido láurico).
    - Ácido graso 14:0 (ácido mirístico).
    - Ácido graso 16:0 (ácido palmítico).
    - Ácido graso 18:0 (ácido esteárico).
    - Ácido graso 18:1 n-9 cis (ácido oleico).
    - Colesterol.
    - Ácido graso 18:2.
    - Ácido graso 18:3.
    - Ácido graso 20:4 n-6 (ácido araquidónico).
    - Ácido graso 20:5 (ácido eicosapentaenóico).

VITAMINAS

- Se corresponde con el estudio de la composición en torno a:
    - Vitamina A equivalente de retinol de actividades de retinos y carotenoides.
    - Vitamina D.
    - Vitamina E equivalente de alfa tocoferol de actividades de vitámeros E.
    - Folato, total.
    - Equivalentes de niacina, totales.
    - Riboflavina.
    - Tiamina.
    - Vitamina B-12.
    - Vitamina C (ácido ascórbico).

Continúa en página siguiente >>

<< Viene de página anterior

MINERALES

- Se corresponde con el estudio de la composición en cuanto a:
   - Calcio.
   - Hierro, total.
   - Potasio.
   - Magnesio.
   - Sodio.
   - Fósforo.
   - Ioduro.
   - Selenio, total.
   - Zinc (cinc).

 DEFINICIÓN

Proximales

Estudio de la determinación de los porcentajes de humedad, grasa, fibra, cenizas, carbohidratos solubles y proteínas en los alimentos.

 PARA SABER MÁS

Accede al siguiente enlace facilitado por BEDCA (Base de Datos Española de Composición de Alimentos), donde podrás ver de forma detallada la composición nutricional de un alto número de alimentos de uso habitual.

https://redirectoronline.com/sanp034po0301

3. Clasificación de los alimentos

👉 HILO CONDUCTOR

Para ayudar a diseñar las dietas, en los centros de salud, nutrición y dietética LSCA, se dispone de una completa clasificación de los alimentos propia, elaborada en función de las necesidades planteadas a lo largo de los años.

En dichos centros se ha optado por imponer una clasificación basada en la disposición de los alimentos en torno a su funcionalidad en el organismo, diferenciando así entre: alimentos energéticos, plasmáticos y reguladores.

- -

Habitualmente, la clasificación de los alimentos se realiza normalmente **según la funcionalidad** de estos sobre el organismo. No obstante, no es la única de las clasificaciones posibles, ya que este proceso puede ser bastante subjetivo y arbitrario. Además, tanto por tradición como por repercusión social, esta opción, junto con la representación gráfica en forma de rueda ideada por el Programa de Educación en la Alimentación y Nutrición y su posterior actualización por la Sociedad Española de Dietética y Ciencias de la Alimentación, establece la **frecuencia relativa de consumo** de los mismos, representando con mayor tamaño aquellos alimentos o productos de consumo frecuente y con tamaño reducido los de menor consumo o consumo esporádico.

Funcionalidad

Según la funcionalidad que cumplen los alimentos en el organismo, se diferencia entre:

- **Alimentos energéticos:** se trata de alimentos ricos en nutrientes energéticos, que aportan sobre todo hidratos de carbono, lípidos y algo de proteínas.
- **Alimentos plásticos o formadores de estructuras:** se trata de alimentos ricos en sustancias imprescindibles para la formación y el mantenimiento de las estructuras biológicas (proteínas y minerales como hierro, zinc, calcio, etc.).
- **Alimentos reguladores:** incluye aquellos alimentos que son ricos en vitaminas y minerales, micronutrientes imprescindibles para que tengan lugar las reacciones químicas del metabolismo.

Frecuencia de consumo

En torno a las necesidades nutricionales del organismo, se crea la denominada rueda de los alimentos. En ella se indica la importancia relativa de los distintos grupos de alimentos en la dieta, en función del tamaño asignado al sector indicativo de cada grupo. Además, dentro de cada grupo y también según el tamaño asignado a cada alimento, establece su frecuencia relativa de consumo, representándose de mayor tamaño aquellos de consumo frecuente.

En la actualidad, la representación gráfica de la rueda diferencia seis grupos:

- **Grupo 1:** se trata de alimentos energéticos donde los hidratos de carbono son los predominantes. Están representados por productos como los cereales y sus derivados, las patatas y el azúcar.
- **Grupo 2:** son alimentos energéticos donde los lípidos son los predominantes. Están representados por productos como las mantequillas, aceites y grasas en general.
- **Grupo 3:** se trata de alimentos plásticos, de origen lácteo, en cuya composición destacan las proteínas. Están representados por productos como la leche y sus derivados (yogurt, quesos...).
- **Grupo 4:** son otros alimentos plásticos, representados por proteínas, por lo que se incluyen productos cárnicos, huevos, pescados, legumbres y frutos secos.
- **Grupo 5:** son alimentos reguladores, en cuya composición destacan los hidratos de carbono complejos, la fibra, las vitaminas y los minerales provenientes de carbono complejos, fibra, vitaminas y minerales.
- **Grupo 6:** se trata también de alimentos reguladores en cuya composición predominan carbohidratos simples, vitaminas, fibra y minerales (frutas).

La denominada rueda de los alimentos incluye de forma explícita al ejercicio físico, así como la necesidad de ingerir agua en cantidades suficientes

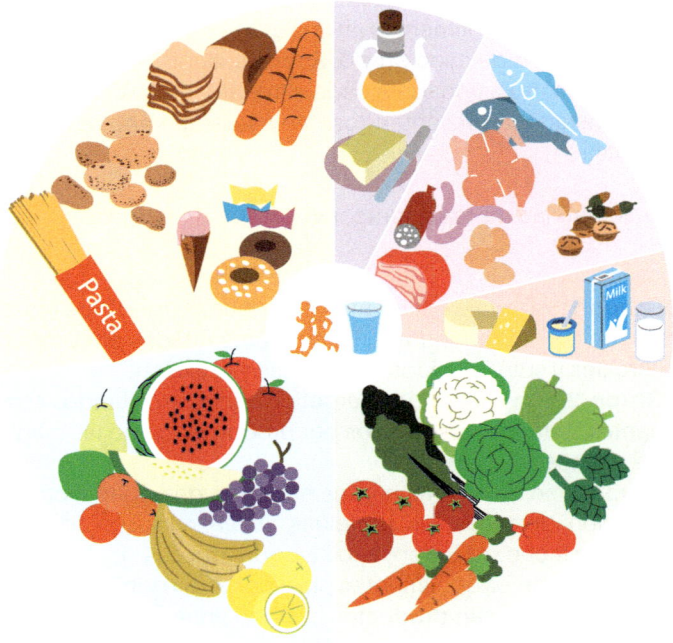

NOTA

La Sociedad Española de Nutrición Comunitaria (SENC) publica una pirámide nutricional, en la que se incluyen no solo alimentos, sino también hábitos saludables y técnicas culinarias.

https://redirectoronline.com/sarp034po0302

4. Identificación de alimentos nuevos

☞ HILO CONDUCTOR

Gracias a la investigación, en la actualidad, la gama de productos ofertados es cada vez más extensa. Dicha gama de productos es actualizada según los procedimientos establecidos por la normativa vigente y permite incrementar la oferta de pautas alimentarias.

Así, por ejemplo, en la actualidad se está incluyendo en algunas de las elaboraciones facilitadas en los centros de salud, nutrición y dietética LSCA la D-Ribosa, siendo un monosacárido.

Bajo la designación de "alimentos nuevos", se incluyen aquellos alimentos que no habían sido consumidos en gran medida por los seres humanos en la UE antes del 15 de mayo de 1997, cuando entró en vigor el primer Reglamento sobre nuevos alimentos.

Un "alimento nuevo" puede estar representado por un producto de reciente creación, ser un alimento producido utilizando nuevas tecnologías y procesos de producción, así como alimentos que se consumen o se han consumido tradicionalmente fuera de la UE.

En la actualidad es el Reglamento de Ejecución (UE) 2018/1023 de la Comisión, de 23 de julio de 2018, el que corrige y establece la lista de la Unión de nuevos alimentos. Dicho listado, actualizado a fecha 14/05/2019, es el siguiente:

Tabla resumen de alimentos

https://redirectoronline.com/sanp034po0303

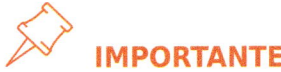

IMPORTANTE

El listado de alimentos nuevos es una base de datos viva y, por tanto, su contenido será modificado como resultado de una nueva información proporcionada por y para los estados miembros o como resultado de estudios llevados a cabo por los Estados miembros o la Comisión sobre la base de nueva información adicional o información más completa.

- -

5. Identificación de los aditivos alimentarios

☞ HILO CONDUCTOR

En los centros de salud, nutrición y dietética LSCA, se formulan todo tipo de pautas alimentarias, cubriendo incluso dietas terapéuticas. Esto hace que, en ocasiones, sea necesario la adición de aditivos a las preparaciones, con el fin de obtener una textura específica, que proporcione seguridad al consumidor. Así, es muy usual el empleo de texturizantes, consiguiendo dar cuerpo a los líquidos, evitando así posibles problemas por atragantamiento.

- -

Los aditivos alimentarios no son considerados como alimentos por sí solos, aunque, añadidos durante el proceso de elaboración o fabricación, cumplen una importante función tecnológica colaborando con la calidad de los productos, haciendo que sean seguros.

Todo aditivo deberá pretender, al menos, lo siguiente:

> Debe mantener la calidad nutricional del alimento.

> Debe proporcionar ingredientes necesarios en la alimentación destinada a poblaciones específicas.

Continúa en página siguiente >>

<< Viene de página anterior

> Debe mejorar la conservación, estabilidad y propiedades de color, olor, etc., pero siempre sin pretender confundir al consumidor.

> Debe ayudar al proceso de fabricación, transformación, preparación, tratamiento, envasado y transporte.

Los aditivos están clasificados y normalizados en torno a la reglamentación vigente tanto europea como nacional, marcando su clasificación, así como los niveles máximos de uso. Un ejemplo de normativa es el Reglamento (CE) n.º 1333/2008 del Parlamento Europeo y del Consejo, de 16 de diciembre de 2008, sobre aditivos alimentarios, que establece la siguiente clasificación:

EDULCORANTES	Se trata de sustancias utilizadas para dar un sabor dulce a los alimentos o en edulcorantes de mesa.
COLORANTES	Son sustancias utilizadas para dar color a un alimento o le devuelvan su color original.
CONSERVADORES	Se trata de sustancias utilizadas para prolongar la vida útil de los alimentos protegiéndolos del deterioro causado por microorganismos o que protegen del crecimiento de microorganismos patógenos.
ANTIOXIDANTES	Son sustancias utilizadas para prolongar la vida útil de los alimentos protegiéndolos del deterioro causado por la oxidación (enranciamiento de las grasas, cambios de color, etc.).
SOPORTES	Se trata de sustancias empleadas para disolver, diluir, dispersar o modificar físicamente de otra manera un aditivo alimentario, un aromatizante, una enzima alimentaria o un nutriente u otra sustancia añadidos a un alimento con fines nutricionales o fisiológicos sin alterar su función, a fin de facilitar su manipulación, aplicación o uso.
ACIDULANTES	Se trata de sustancias que incrementan la acidez de un producto alimenticio o le confieren un sabor ácido, o ambas cosas.

Continúa en página siguiente >>

<< Viene de página anterior

CORRECTORES DE LA ACIDEZ	Son sustancias que alteran o controlan la acidez o alcalinidad de un producto alimenticio.
ANTIAGLOMERANTES	Se trata de sustancias que reducen la tendencia de las partículas de un producto alimenticio a adherirse unas a otras.
ANTIESPUMANTES	Son sustancias que impiden o reducen la formación de espuma.
AGENTES DE CARGA	Se trata de sustancias que aumentan el volumen de un producto alimenticio sin contribuir significativamente a su valor energético disponible.
EMULGENTES	Son sustancias que hacen posible la formación o el mantenimiento de una mezcla homogénea de dos o más fases no miscibles.
SALES DE FUNDIDO	Se trata de sustancias que reordenan las proteínas contenidas en el queso de manera dispersa, con lo que producen la distribución homogénea de la grasa y otros componentes.
ENDURECEDORES	Son sustancias que vuelven o mantienen los tejidos de frutas u hortalizas firmes o crujientes o actúan junto con agentes gelificantes para producir o reforzar un gel.
POTENCIADORES DEL SABOR	Son sustancias que realzan el sabor o el aroma, o ambos, de un producto alimenticio.
ESPUMANTES	Se trata de sustancias que hacen posible formar una dispersión homogénea de una fase gaseosa en un producto alimenticio líquido o sólido.
GELIFICANTES	Son sustancias que dan textura a un producto alimenticio mediante la formación de un gel.
AGENTES DE RECUBRIMIENTO	Se trata de sustancias que, cuando se aplican en la superficie exterior de un producto alimenticio, confieren a este un aspecto brillante o lo revisten con una capa protectora.

Continúa en página siguiente >>

<< Viene de página anterior

HUMECTANTES	Son sustancias que impiden la desecación de los alimentos contrarrestando el efecto de una atmósfera con un grado bajo de humedad, o que favorecen la disolución de un polvo en un medio acuoso.
ALMIDONES MODIFICADOS	Se trata de sustancias obtenidas por uno o más tratamientos químicos de almidones comestibles, que pueden haber sufrido un tratamiento físico o enzimático y ser diluidas o blanqueadas con ácidos o bases.
GASES DE ENVASADO	Son gases, distintos al aire, introducidos en un recipiente antes o después de colocar en él un producto alimenticio, o mientras se coloca.
GASES PROPELENTES	Se trata de gases diferentes del aire que expulsan un producto alimenticio de un recipiente.
GASIFICANTES	Son sustancias o combinaciones de sustancias que liberan gas y, de esa manera, aumentan el volumen de una masa.
SECUESTRANTES	Se trata de sustancias que forman complejos químicos con iones metálicos.
ESTABILIZANTES	Son sustancias que posibilitan el mantenimiento del estado físico-químico de un producto alimenticio; incluyen las sustancias que permiten el mantenimiento de una dispersión homogénea de dos o más sustancias no miscibles en un producto alimenticio, las que estabilizan, retienen o intensifican el color de un producto alimenticio y las que incrementan la capacidad de enlace de los alimentos, en especial el entrecruzamiento de las proteínas, que permite unir trozos de alimento para hormar un alimento reconstituido.
ESPESANTES	Se trata de sustancias que aumentan la viscosidad de un alimento.
AGENTES DE TRATAMIENTO DE LAS HARINAS	Son sustancias distintas a los emulgentes, que se añaden a la harina o masa para mejorar su calidad de cocción.

La normativa vigente, además de regular la cantidad de aditivo que puede adicionar, establece unos principios de uso, no permitiéndose su presencia en algunos casos. Así, a continuación te mostramos algunos ejemplos según lo dictado por el Reglamento (CE) n.° 1333/2008:

- Miel, tal como se define en la Directiva 2001/110/CE del Consejo.
- Aceites y grasas no emulsionadas de origen animal o vegetal.
- Mantequilla.
- Leche pasteurizada y esterilizada sin aromatizar y nata normal pasteurizada sin aromatizar.
- Productos lácteos fermentados sin aromatizar no tratados térmicamente tras la fermentación.
- Suero de mantequilla sin aromatizar.
- Agua mineral natural, agua de manantial y todas las demás aguas embotelladas o envasadas.
- Café (excepto el café instantáneo aromatizado) y extractos de café.
- Té en hojas sin aromatizar.
- Azúcares, tal como se define en la Directiva 2001/111/CE del Consejo.
- Pasta seca, salvo la pasta sin gluten o la destinada a dietas hipoproteicas, con arreglo al Reglamento (UE) n.° 609/2013 del Parlamento Europeo y del Consejo, de 12 de junio de 2013.

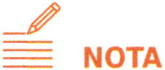 **NOTA**

Además del listado presentado, la normativa vigente también ofrece otras posibles clasificaciones en torno al uso. Así, por ejemplo se expone de forma específica un listado en el que se presentan los alimentos en los que no se permitirá la presencia de un colorante alimentario.

Los productos que incluyan aditivos deberán estar identificados, y para ello se establece un código numérico.

Dicho código está representado en todo momento por la letra E, que representa a aquellos aditivos autorizados para su uso alimentario en Europa, seguido de un número o serie, especificando su función. Así, se tiene que:

FUNCIÓN	SERIE
Colorantes	De E-100 a E-199
Conservantes	De E-200 a E-299
Antioxidantes y reguladores de acidez	De E-300 a E-399
Estabilizantes	De E-400 a E-499
Reguladores de pH y agentes antigrumos	De E-500 a E-599
Potenciadores del sabor	De E-600 a E-699
Varios	De E-900 a E-999

 **NOTA**

La citada normativa (Reglamento, UE, n.° 1129/2011 de la Comisión, de 2011) presenta un listado completo de todos los aditivos, relacionándose el número E con su denominación. Accede a través del siguiente enlace:

https://redirectoronline.com/sanp034po0304

 PARA SABER MÁS

A través de siguiente enlace podrás acceder a la página web de AECOSAN en la que se incluye información complementaria sobre los aditivos alimentarios, así como de otros componentes utilizados en la alimentación. De igual modo, se

Continúa en página siguiente >>

<< Viene de página anterior

incluyen guías específicas sobre EFSA, bases de datos de aditivos alimentarios, el *Codex Alimentarius,* etc.

https://redirectoronline.com/sanp034po0305

 **TAREA 5**

En la actualidad, el uso de aditivos alimentarios es muy común, llegando incluso a formar parte de las elaboraciones tradicionales, como es el caso del uso de colorante alimentario identificado como E_102, denominado tartrazina, usado en la preparación de arroces. No obstante, no es el único.

Los siguientes productos indican en su etiquetado estos aditivos alimentarios:

Pan de molde	E202, E300, E471
Bebida refrescante de zumo de frutas	E414, E445
Bebida refrescante aromatizada	E952, E338
Salchichón	E450, E621
Paté de atún	E407
Salchichas de cerdo	E310

Identifícalos, indicando su denominación. Además, indica cuál es su clasificación.

6. Conocimiento acerca de la leche y productos lácteos

👉 HILO CONDUCTOR

Hasta las instalaciones de uno de los centros de salud, nutrición y dietética LSCA, ha llegado un nuevo usuario, que manifiestamente se declara vegano estricto, por lo que no toma lácteos. Nos indica que no lo ve necesario, ya que ningún animal, después de la lactancia, incluye la leche en su dieta y, además, toma complementos de calcio en pastillas para cubrir posibles deficiencias. Como integrante del equipo nutricionista, le haces saber que la leche no solo aporta calcio, sino que también es una rica fuente en proteínas, grasas, hidratos de carbono y vitaminas A y D.

- -

Los productos lácteos forman parte de uno de los grupos de alimentos más equilibrados y completos, aportando un alto contenido en nutrientes, entre los que destacan las proteínas de alto valor biológico, la grasa, los hidratos de carbono, las vitaminas liposolubles y los minerales.

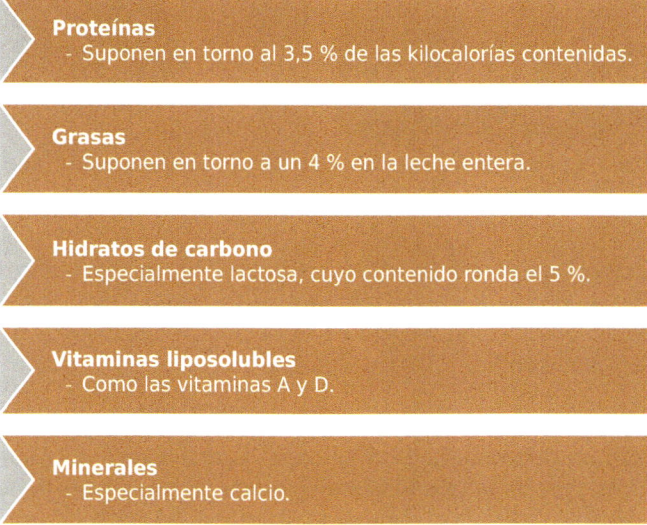

Proteínas
- Suponen en torno al 3,5 % de las kilocalorías contenidas.

Grasas
- Suponen en torno a un 4 % en la leche entera.

Hidratos de carbono
- Especialmente lactosa, cuyo contenido ronda el 5 %.

Vitaminas liposolubles
- Como las vitaminas A y D.

Minerales
- Especialmente calcio.

La leche de vaca es una de las más consumidas, presentando como principal proteína **la caseína,** la cual tiene un elevado valor biológico, aunque inferior a la proteína del huevo.

La proteína de la leche de vaca se diferencia respecto a la humana tanto por su composición en aminoácidos como por su abundancia. En relación a su contenido graso, además de colesterol, también destaca la presencia de ácidos grasos láuricos, mirísticos y palmíticos, considerándose aterogénicos, ya que elevan los niveles de colesterol plasmático. Por ello, siempre que no se requiera un mayor aporte en grasas o en vitaminas liposolubles, se recomienda el consumo de leche y productos lácteos desnatados o semidesnatados.

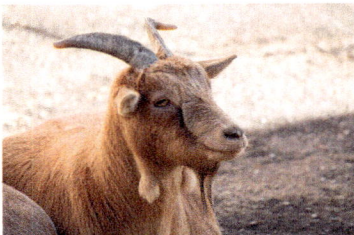
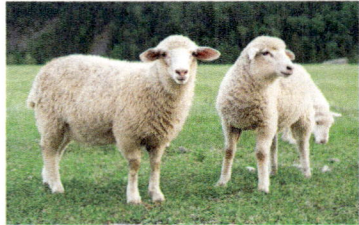
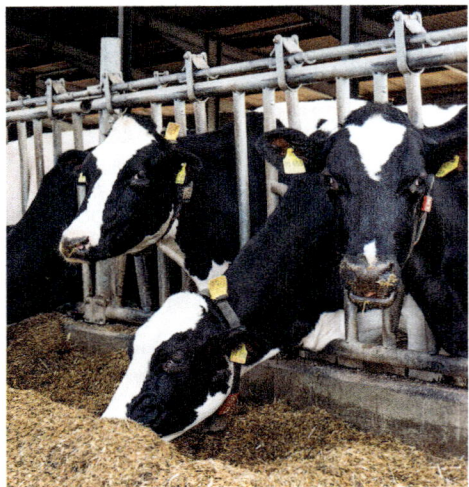

La leche de oveja tiene un mayor contenido graso. Es una leche más agridulce y con menor proteínas que la de las tres citadas.

La leche supone una excelente fuente de calcio. De hecho, es la principal **fuente de calcio,** y no solo por cantidad o riqueza, sino también porque las características fisicoquímicas de estos productos favorecen su asimilación en el organismo.

Le leche es una muy buena fuente de **vitaminas del grupo B.** Sin embargo, poseen un pobre contenido en hierro y vitamina C. Al mismo tiempo, hay que tener presente que la eliminación de la grasa, o parte de esta de la leche, también reduce el contenido en vitaminas liposolubles, lo cual puede ser paliado mediante su enriquecimiento.

En cuanto a los productos lácteos o derivados de la leche, indicar que los obtenidos mediante la fermentación de la lactosa por microorganismos específicos tienen una composición nutritiva parecida a la de la leche, pero son más fáciles de digerir y más beneficiosos para la flora intestinal.

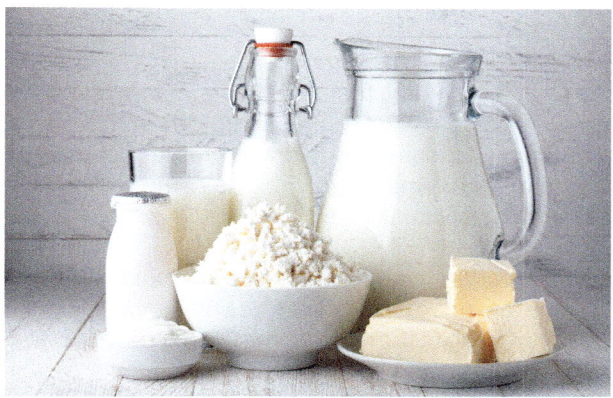

La leche y los derivados lácteos son una muy buena fuente de calcio, así como de vitaminas del grupo B.

7. Conocimiento acerca de las carnes, huevos y pescados

👉 **HILO CONDUCTOR**

Con el fin de adaptar las pautas alimentarias a cada usuario y conseguir una mayor aceptación por parte de los usuarios, en los centros de salud, nutrición y dietética LSCA, se ofrecen dos dietas basales estándar. En una de ellas son protagonistas los pescados y mariscos, y en otra, las carnes blancas y rojas.

El fundamento de esta imposición recae en las similitudes que tienen ambos productos y, por tanto, sin descartar ninguno de ellos si se plantea una mayor representación de uno u otro.

La carne, el huevo y el pescado son una rica fuente en proteínas de alto valor biológico, así como de lípidos. Al mismo tiempo, no debes olvidar que también son una fuente importante de vitaminas y minerales, por lo que no deben ser excluidos de unas pautas alimentarias normalizadas.

7.1. Carnes

La carne es una excelente fuente de proteínas de alto valor biológico, pero también destaca por su contenido en **lípidos, minerales** (como el hierro y el zinc) y **vitaminas,** destacando entre otras las del **grupo B (niacina, B12, B6, tiamina y riboflavina).** En cambio, la carne carece de vitaminas C y E y solo tiene trazas de vitaminas A y D.

No todas las carnes tienen las mismas características. Así, por ejemplo, mientras que la carne de vacuno es rica en hierro, la carne de caza destaca por su contenido en fósforo y vitaminas como la riboflavina.

El porcentaje proteico de las carnes oscila entre el 16 y el 25 %, aportando el 40 % de los aminoácidos esenciales.

Por el contrario, la carne presenta un alto porcentaje de ácidos grasos saturados, siendo este uno de los aspectos negativos de su consumo, ya que se asocia con las enfermedades cardiovasculares.

Al igual que con el contenido en proteínas o minerales, las carnes presentan distintos porcentajes de grasa:

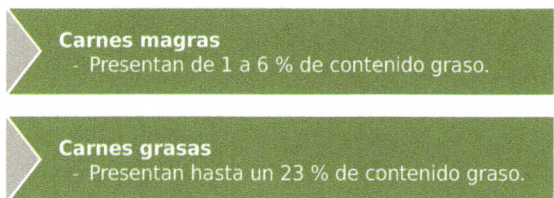

Carnes magras
- Presentan de 1 a 6 % de contenido graso.

Carnes grasas
- Presentan hasta un 23 % de contenido graso.

Es importante saber que, atendiendo a la raza animal y tipo de cría, este porcentaje es característico, concluyendo que:

⮑ Las carnes de cerdo y cordero son las carnes más grasas.
⮑ Las carnes menos grasas están representadas por el conejo y el pollo sin piel; ambas presentan un porcentaje destacable de grasa poliinsaturada.

⊃ Las carnes de aves suelen tener un contenido inferior en colesterol, no siendo así para el cordero, que suele tener el mayor contenido.

⊃ Las carnes rojas y las vísceras son ricas en hierro hemo, el tipo de hierro que mejor asimila el organismo.

7.2. Huevos

Los huevos son una rica **fuente proteínica.** Sus proteínas son ricas en aminoácidos esenciales, por lo que se considera una proteína patrón o de referencia.

Las partes del huevo son diferentes en cuanto a propiedades nutricionales. Así, la yema destaca por su riqueza en ácidos grasos esenciales (ácido linoleico y linolénico) y metabolitos como el ácido araquidónico, entre otros.

El huevo también presenta un alto contenido en colesterol; no obstante, dicho contenido parece no ejercer un efecto hipercolesterolemiante significante, debido a su alta proporción de ácidos grasos poliinsaturados frente a la de ácidos grasos saturados y a que su contenido en lecitina reduce de forma significativa la absorción intestinal del colesterol.

En torno al contenido en vitaminas y minerales, indicar que los huevos tienen un alto contenido en vitaminas y minerales, así como carotenos antioxidantes como luteína y zeaxantina, implicadas estas en la salud visual.

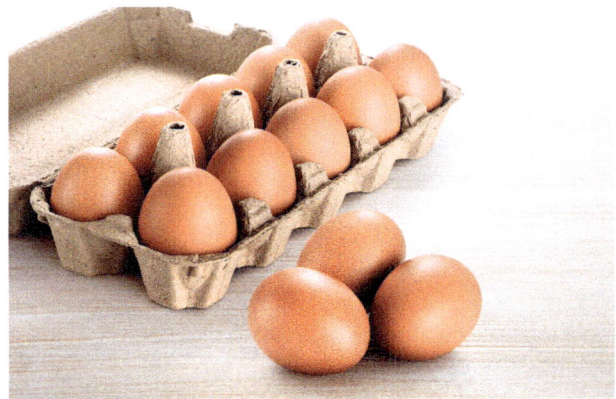

El color del huevo no afectará a la calidad nutricional de este.

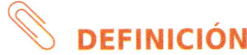 **DEFINICIÓN**

Hipercolesterolemiante
Que aporta o repercute con un nivel de colesterol muy alto.

- -

7.3. Pescados y mariscos

El valor nutritivo y composición de los pescados y mariscos dependerá de:

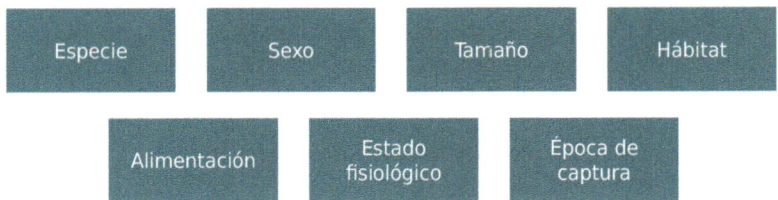

A su vez, es importante indicar que los principales componentes químicos de pescados y mariscos son el agua, las proteínas y los lípidos.

 **NOTA**

Aunque el contenido proteico de pescados y mariscos es inferior al de las carnes, su calidad es similar y su digestibilidad, incluso mejor.

- -

En torno a los **lípidos,** indicar que existe una catalogación de los pescados, diferenciando entre:

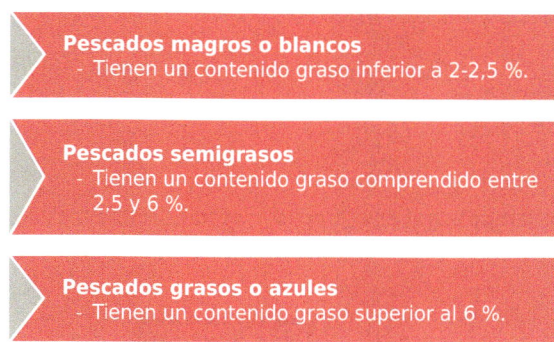

La grasa de los pescados es rica en ácidos grasos poliinsaturados de la familia n-3, muy eficaces para la prevención y tratamiento de las enfermedades cardiovasculares.

Con respecto al contenido en **minerales,** hay que indicar que destaca el contenido en calcio de aquellas especies que se consumen con espina, así como de otros como el yodo, el fósforo y el magnesio. Al mismo tiempo, el estudio sobre las vitaminas indica que su contenido en vitamina B12 es generalizado tanto en pescados como en mariscos, considerando además que en los pescados grasos destacan:

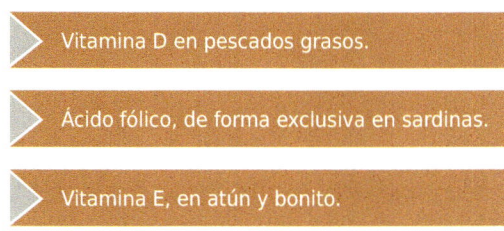

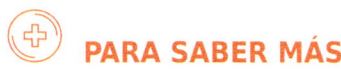 **PARA SABER MÁS**

Accede al siguiente enlace en el que se muestra la clasificación de los pescados en torno a:

Continúa en página siguiente >>

<< Viene de página anterior

- Contenido graso.
- Tipo de agua.
- Forma.

Al mismo tiempo, ofrece un amplio contenido sobre las características de cada uno de los pescados, crustáceos y moluscos presentados.

https://redirectoronline.com/sanp034po0306

---

8. Conocimiento acerca de legumbres, tubérculos y frutos secos

☞ HILO CONDUCTOR

Productos como las legumbres, los tubérculos y los frutos secos se caracterizan por ser una muy buena fuente de hidratos de carbono, así como poseer importantes vitaminas, minerales, grasas y proteínas, sin olvidar además su aportación como fuente excepcional de fibra dietética, por lo que su ingesta es muy recomendable. De hecho, son una de las bases de la denominada dieta mediterránea.

Por ello en los centros de salud, nutrición y dietética LSCA, muchas de las elaboraciones incluidas como esenciales están compuestas por alguno de estos componentes.

Las legumbres, los tubérculos y los frutos secos, deben estar presentes en todas las pautas o rutinas alimentarias, y han de considerarse sus altos beneficios y aportaciones. No obstante, también será fundamental conocer las posibles incidencias asociadas a su consumo, ya que sus propiedades las hacen características. Así, por ejemplo, legumbres como los guisantes, las lentejas o las judías son ricas en oligosacáridos como la rafinosa, la estaquiosa o la verbascosa; todos ellos oligosacáridos que solo pueden ser digeridos en el intestino grueso, donde son fermentados por bacterias, originando gas.

8.1. Legumbres

Según la definición dada por el **Código Alimentario Español,** se diferencia entre legumbres frescas y secas:

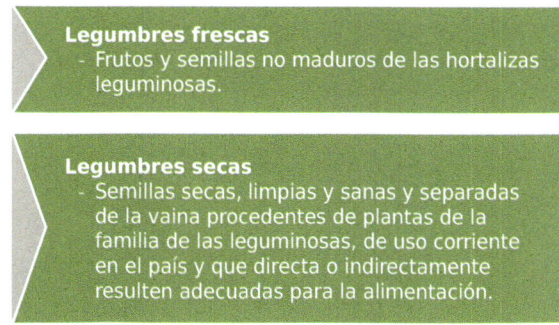

Legumbres frescas
- Frutos y semillas no maduros de las hortalizas leguminosas.

Legumbres secas
- Semillas secas, limpias y sanas y separadas de la vaina procedentes de plantas de la familia de las leguminosas, de uso corriente en el país y que directa o indirectamente resulten adecuadas para la alimentación.

Las legumbres, muy presentes en la dieta mediterránea, son una fuente excepcional de:

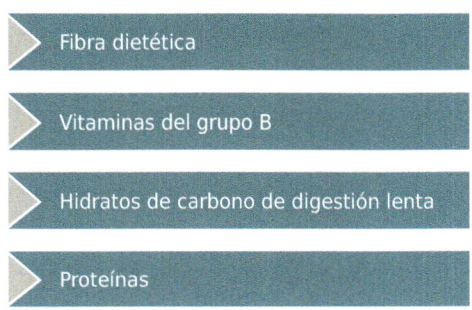

Fibra dietética

Vitaminas del grupo B

Hidratos de carbono de digestión lenta

Proteínas

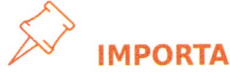

IMPORTANTE

Las proteínas aportadas por las legumbres son de un valor biológico inferior a aquellas procedentes de los animales, por lo que es común compensar la ingesta con cereales y tubérculos.

Las legumbres también son una muy buena **fuente de minerales,** presentando importantes cantidades de **potasio, magnesio y fósforo, así como calcio, hierro y zinc,** aunque estos últimos presentan dificultad en su absorción.

En cuanto a su aportación grasa, indicar que se trata de **ácidos grasos poliinsaturados,** especialmente linoleico y linolénico y monoinsaturados, sin presencia de colesterol debido a su origen vegetal.

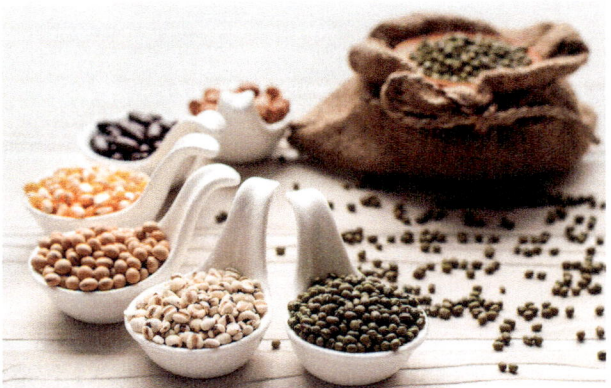

El origen vegetal de las legumbres hace que estas no posean colesterol.

Las legumbres también poseen **efectos no deseados** en el organismo, relacionándose con algunas de las sustancias naturales que poseen, infiriendo en:

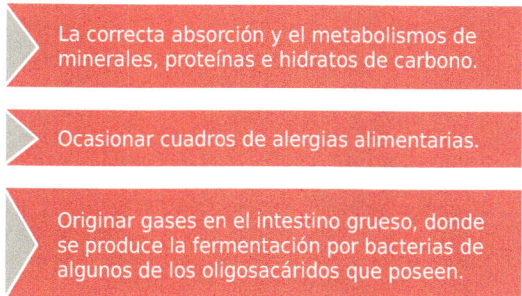

La correcta absorción y el metabolismos de minerales, proteínas e hidratos de carbono.

Ocasionar cuadros de alergias alimentarias.

Originar gases en el intestino grueso, donde se produce la fermentación por bacterias de algunos de los oligosacáridos que poseen.

8.2. Tubérculos

Los tubérculos poseen un alto contenido en hidrocarbonatos y proteínas en relación a otras hortalizas, frutas y verduras. Por el contrario, son pobres en fibras, así como en vitamina A, vitamina C y folatos.

Entre sus características nutricionales cabe destacar, además, los siguientes principios:

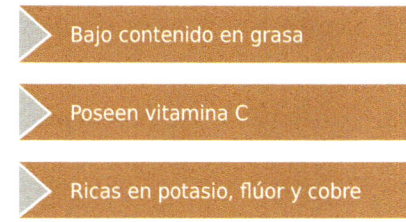

Bajo contenido en grasa

Poseen vitamina C

Ricas en potasio, flúor y cobre

Aunque, con propiedades nutricionales comunes, la gran variedad de tubérculos hace que también deban considerarse algunas de las propiedades significativas de cada uno de ellos, considerándose las siguientes:

Boniato
- Además de tener unas características nutricionales similares a las patatas, los boniatos son ricos en vitaminas A y en azúcares sencillos.

Continúa en página siguiente >>

Zanahoria

- De entre sus características nutricionales, destaca su alto contenido en betacaroteno y Hierro; al mismo tiempo son una adecuad fuente de fibra, así como de ácido fólico.
- Aporta azúcares, sobre todo glucosa, fácilmente asimilada por el organismo, así como celulosa, lecitina, aceites volátiles y grasos, sales de potasio, calcio, magnesio, cobre, fósforo, yodo y cobalto, entre otros elementos. Finalmente, es importante señalar que la zanahoria tiene un bajo índice calórico.

Yuca

- Entre su contenido destacan los carbohidratos, el agua y los azúcares, así como minerales como el magnesio y el potasio y las vitaminas K, B y C.
- En cuanto a la aportación de hidratos de carbono, indicar que ronda el 38 %, y carece de proteínas y grasas.

 ACTIVIDAD COMPLEMENTARIA

5. Existe una gran variedad de tubérculos, y aunque todos ellos tienen propiedades similares, algunos de ellos destacan por presentar unas características específicas, como puede ser el caso de las ya citadas zanahorias o boniatos.

   Busca información sobre otros tipos de tubérculos, indicando sus características nutricionales y propiedades.

8.3. Frutos secos

Los frutos secos se caracterizan por su bajo contenido en agua y su alto contenido energético y lipídico. De entre el contenido graso que poseen, su proporción en grasa insaturada (oleico y linoleico) es alta frente a una baja proporción de ácidos grasos saturados. De forma generalizada, son ricos en grasa monoinsaturada, excepto las nueces, que poseen también un elevado contenido en ácidos grasos ω-3.

Los frutos secos presentan un bajo nivel de hidratos de carbono y proteínas. Destacan por su riqueza en proteínas y arginina.

Al mismo tiempo, poseen los siguientes elementos:

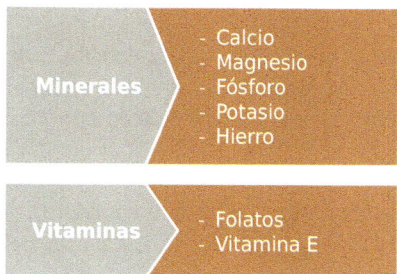

Finalmente, es importante mencionar el alto contenido en compuestos anti-oxidantes y fitoquímicos de los frutos secos.

Existe una gran variedad de frutos secos y, pese a que, al igual que en el caso de los tubérculos, pueden presentar elementos comunes, también son características algunas de sus aportaciones, pudiendo destacar las siguientes:

Nueces
- Además de su alto contenido calórico, ofrecen un alto contenido en vitamina E, ácido fólico, magnesio, calcio, vitaminas del grupo B, melatonina, ácidos grasos omega 3 y triptófano.

Avellanas
- Aparte de su alto contenido calórico, ofrecen un alto contenido en vitamina B6. Se trata de los frutos secos más ricos en ácidos omega 6 y 9. Además, son ricas en minerales como el magnesio.

Pistachos
- Se trata de uno de los frutos secos más ricos en proteínas. Por otro lado, son una buena fuente de ácido fólico, grasas y fibras.

ACTIVIDAD COMPLEMENTARIA

6. Al igual que en el caso de los tubérculos, los frutos secos también muestran una gran variedad tanto en tipos como en técnicas de elaboración, lo que puede repercutir en sus características nutricionales y organolépticas.

Atendiendo a esto, lleva a cabo una búsqueda complementaria de otras de las variedades de frutos secos más comunes.

---

9. Conocimiento de las hortalizas y frutas

 HILO CONDUCTOR

Debido al alto contenido energético de algunas hortalizas y frutas, algunos nutricionistas limitan e incluso hacen eliminar su ingesta, lo que puede suponer un gran problema nutricional, ya que, tanto las hortalizas como las frutas, pueden suponer una rica fuente de vitaminas y minerales. Así, por ejemplo, los cítricos son una fuente importante de vitamina C.

Esta práctica no es aceptada en los centros de salud, nutrición y dietética LSCA, dada la importancia de estos productos en la alimentación diaria.

La denominación genérica de "hortaliza" hace referencia a toda planta herbácea hortícola en sazón que puede ser utilizada como alimento, ya sea en crudo o cocinada.

El valor nutricional de las hortalizas radica en su contenido en **micronutrientes** (vitaminas y minerales) y en **hidratos de carbono complejos no digestibles.** Sin embargo, hay que considerar la técnica culinaria aplicada, ya que el contenido nutritivo se verá claramente disminuido, bien por su disolución en agua de cocción o por inactivación o destrucción por el calor.

En cuanto a las frutas, es importante indicar que su valor nutricional es muy variado, ya que, incluso en la misma familia de producto, puede cambiar en función de su especie y variedad.

9.1. Hortalizas

De forma generalizada, tanto las hortalizas frescas como las congeladas son ricas en **tiamina, riboflavina y niacina,** aunque el verdadero valor nutricional radica en la presencia de **carotenos** precursores de **vitamina A, ácido fólico y vitamina C.** En cuanto a su contenido mineral, contienen solo cantidades significativas de calcio y hierro, estando el hierro en forma no hemo, lo que implica que será absorbible pobremente.

En torno a su contenido en hidratos de carbono, grasas y proteínas, el aporte energético de las hortalizas es muy bajo en general.

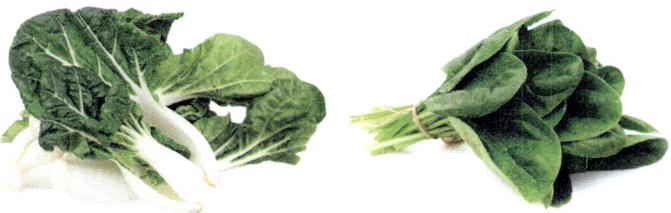

Las acelgas y espinacas son un claro ejemplo de hortalizas ricas en calcio y hierro.

9.2. Frutas

Nutricionalmente, el valor más destacable de las frutas es su contenido **en hidratos de carbono** (mayor que en hortalizas), **minerales, fibra soluble y vitaminas.** Por el contrario, presentan un bajo contenido en proteínas y grasas, siempre considerando algunas excepciones como puede ser la del coco o el aguacate.

Las frutas con un mayor aporte de hidratos de carbono son los plátanos, las cerezas, las chirimoyas, los higos, los nísperos y las uvas.

Los hidratos de carbono presentes en las frutas, mayoritariamente, están representados por azúcares simples como la glucosa, la fructosa y la sacarosa. Por su lado, productos como las frutas cítricas, así como las fresas, la piña, el kiwi, el mango o la papaya, pueden ser considerados como una de las principales **fuentes de vitamina C.**

Otro de los componentes de las frutas son las sustancias antioxidantes, folatos y fitonutrientes, que les confieren propiedades interesantes en la prevención de enfermedades cardiovasculares, cáncer, diabetes tipo 2 y obesidad.

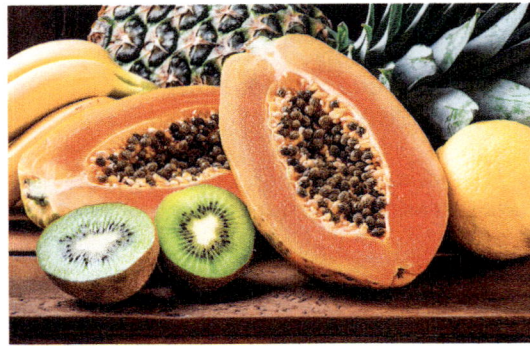

Productos como la piña, el kiwi, los cítricos o la papaya son una rica fuente de vitamina C.

10. Conocimiento acerca de los cereales

👉 HILO CONDUCTOR

La inclusión de nuevas culturas hace que productos como el mijo o el sorgo se empiecen a consumir en nuestro país. No obstante, sus características y propiedades son desconocidos, por lo que no son aprovechados en prácticamente ninguna de las dietas establecidas de forma común.

Esto no ocurre en el centro de salud, nutrición y dietética LSCA, pues, además de sustituir a productos de la misma familia, se aprovechan de forma específica las propiedades que estos aportan. Así, el mijo es incluido en dietas férricas, ya que su aporte en hierro es uno de los más altos en los cereales.

Los cereales forman parte de la base alimentaria del ser humano, y destacan por su consumo: el trigo, el arroz, el maíz, la avena, la cebada, el centeno, el mijo y el sorgo.

De forma general, los cereales presentan entre un 70 y un 78 % de hidratos de carbono, un 6-13 % de proteínas y entre un 1 y un 7 % de grasas.

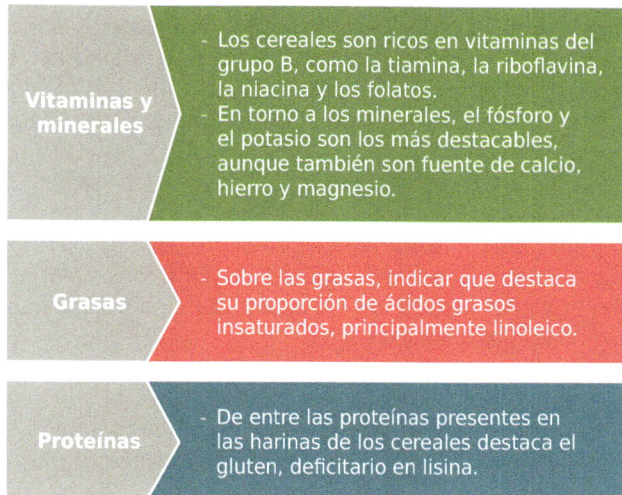

Vitaminas y minerales
- Los cereales son ricos en vitaminas del grupo B, como la tiamina, la riboflavina, la niacina y los folatos.
- En torno a los minerales, el fósforo y el potasio son los más destacables, aunque también son fuente de calcio, hierro y magnesio.

Grasas
- Sobre las grasas, indicar que destaca su proporción de ácidos grasos insaturados, principalmente linoleico.

Proteínas
- De entre las proteínas presentes en las harinas de los cereales destaca el gluten, deficitario en lisina.

La gran variedad de cereales, así como los tratamientos asociados a su comercialización, hacen que las propiedades nutricionales de estos se vean modificadas. Por ello, a continuación te presentamos algunos de los cereales de mayor uso:

- **Amaranto:** se trata de un alimento rico en proteínas, con una alta proporción en lisina, por lo que se considera como fuente de proteína de alta calidad. También es una buena fuente de vitaminas A, B1, B2, B3, C y ácido fólico, así como rico en minerales como el hierro, el fósforo y el calcio, estando este último en mayor presencia que en la leche.
  El amaranto también es rico en ácidos omega 3, 6 y 9 y no tiene gluten, por lo que es apto para dietas sin gluten.
- **Avena:** es un alimento con un alto contenido en micronutrientes, destacando el calcio, el magnesio, el potasio, el fósforo y el hierro, entre otros. Es un cereal con un valor energético de 361 kcal por 100 g y posee un alto contenido en fibra.
  En relación con otros cereales, su contenido en hidratos de carbono es inferior al resto, presentándose en forma de almidón.
  Además, se trata de un cereal rico en vitaminas B1, B6 y folatos, así como fuente de potasio y vitamina E.
- **Arroz:** se trata de uno de los cereales más consumidos, y existen varias clases de comercialización en torno a su tratamiento y tipo. No obstante, es importante destacar el arroz integral (conserva la mayor parte de su grano entero), por tener un mayor porcentaje en fibra, así como en vitaminas y minerales, entre los que destacan el potasio, el fósforo y el magnesio. Entre sus nutrientes se encuentran las vitaminas B3, B4, B7 y B9.

- **Maíz:** el maíz es una excelente fuente de energía, gracias los hidratos de carbono, proteínas y grasas que aporta. Al mismo tiempo, es una gran fuente de vitamina B1, B3 y ácido fólico.

  Es el único cereal que aporta provitamina A, sin olvidar que también aporta vitamina E.

  En cuanto a sus proteínas, indicar que son deficitarias.

  Con respecto a los minerales es importante su aporte en fósforo, magnesio y zinc, así como cantidades de hierro y manganeso.

- **Trigo:** el trigo representa uno de los alimentos básicos de la alimentación humana, mostrando un aporte de aminoácidos esenciales mayor que los ya citados maíz y arroz.

  Entre sus características, es importante indicar que:

  - Es el cereal que mayor cantidad de gluten contiene.
  - Tiene un bajo aporte en grasas, predominando las grasas poliinsaturadas.
  - Aporta vitaminas del grupo B y E
  - Contiene minerales, tales como el zinc, el selenio, el yodo y el potasio, así como pequeñas cantidades de magnesio, hierro, calcio y sodio.

- **Mijo:** se trata de un cereal sin gluten, por lo que es apto para celiacos. Destaca su alto contenido en hierro y magnesio.

  Es un cereal muy energético, y también destaca su contenido en vitaminas B1, B2 y B9, triplicando al resto de cereales. Su contenido en proteínas es moderado, y aporta al mismo tiempo un bajo contenido graso.

- **Cebada:** la cebada destaca por su aportación en hidratos de carbono, de asimilación lenta.

  Posee un alto contenido en minerales, como el potasio, el magnesio, el calcio, el hierro y el fósforo; además, es una rica fuente de antioxidantes como el selenio, el zinc, el manganeso y el cobre.

  En cuanto a su aportación en vitaminas, se caracteriza por poseer vitaminas del grupo B (B1, B3 y B6).

- **Teff:** se trata de uno de los cereales más completos, y presenta una proteína muy completa, similar a la del huevo. Contiene lisina (clave para la correcta absorción del calcio) y gran cantidad de carbohidratos. También es una rica fuente de fibra dietética, con niveles bajos en grasa; aporta vitaminas como la B1, B6 y C, y minerales como calcio, fósforo, hierro, magnesio, manganeso, potasio, cobre y zinc.

  No contiene gluten

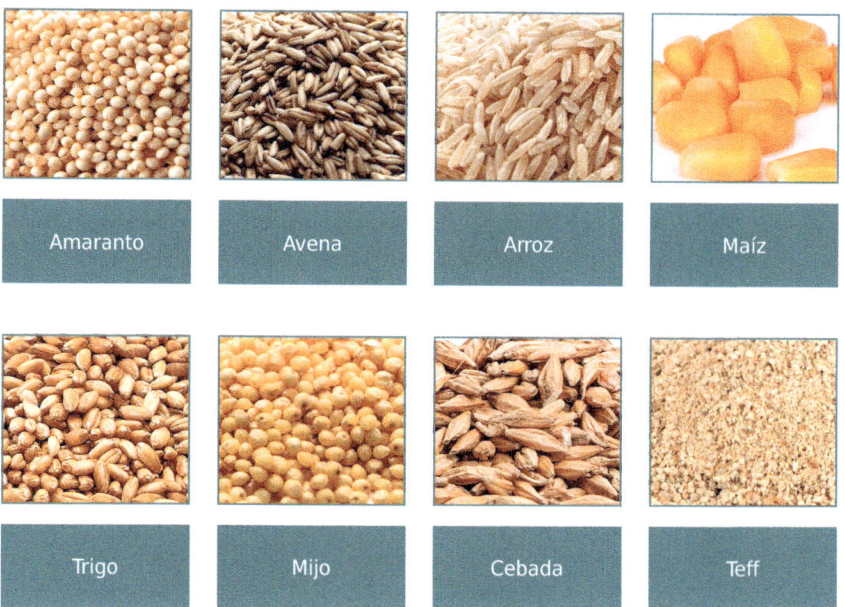

Tipos de cereales

 ACTIVIDAD COMPLEMENTARIA

7. Son tantos los tipos de cereales y medios de comercialización y presentación que sería imposible su descripción. No obstante, es importante conocer el mayor número posible con el fin de aportar a través de una dieta variada todos sus beneficios.

Basándote en esta recomendación, busca información sobre distintos tipos de cereales con el fin de complementar la información facilitada. Asimismo, sería interesante indicar posibles usos.

11. Conocimiento de las grasas y aceites

👉 HILO CONDUCTOR

Desde los centros de salud, nutrición y dietética LSCA, se hace saber a los usuarios que el consumo de grasas y aceites también es necesario, aunque es muy importante establecer cuál es su uso correcto, así como seleccionar aquellas que resulten más saludables. De este modo, y como ejemplo, las grasas de origen marino son una fuente importante de ácidos grasos poliinsaturados (omega 3), considerados como beneficiosos para la salud.

Una posible clasificación de las grasas atiende a **su origen,** diferenciando entre **grasas de origen animal y vegetal.** También se habla de grasas cuando, a temperatura ambiente, su textura es sólida, mientras que se habla de aceite cuando a temperatura ambiente su textura es líquida. No obstante, también existen otras posibles clasificaciones, todas ellas las presentamos a continuación.

11.1. Grasas de origen animal

Las grasas de origen animal se caracterizan por su contenido en ácidos grasos saturados; no obstante, también es posible que presenten cantidades importantes de ácidos oleicos (principalmente en la grasa del cerdo).

> **Mantequillas**
> - La mantequilla también es una grasa de origen animal, y presenta un elevado porcentaje de ácidos grasos saturados, aunque algunos de ellos de bajo peso molecular, lo que la hace más digerible. Al mismo tiempo, es una adecuada fuente de vitaminas A y D.

> **Grasas de origen marino**
> - Las grasas de origen marino proporcionan ácidos grasos poliinsaturados (n-3), beneficiosos para la salud, aunque su ingesta debe ser moderada. Son pobres en ácidos omega 6, y su cantidad en ácido linoleico es muy reducida (<2 %).

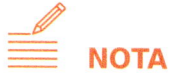

NOTA

De forma generalizada, la grasa animal es rica en colesterol.

La procedencia de la grasa, así como el tratamiento aplicado para su obtención, pueden ser un distintivo diferenciador, posibilitando, además de las ya citadas mantequillas y las grasas de pescado, las siguientes:

Manteca	Grasa de ave	Sebo
- La manteca posee entre un 8 y un 14 % de linoleico, dependiendo de la alimentación de los animales de que proceda. - Un factor determinante en este producto es su acidez, en función de la calidad, de forma que no es aconsejable el uso de grasas con más de 11 grados de acidez.	- Las grasas procedentes de las aves (principalmente pollo) presentan un contenido en linoleico variable entre un 16 y un 25 %, en función de la alimentación que las aves han tenido antes de su sacrificio.	- El sebo es una grasa de origen animal que presenta un bajo contenido en linoleico. El sebo es rico en ácidos grasos de cadena impar. - Su contenido en ácido linoleico está entre un 2 y un 4 %.

11.2. Grasas de origen vegetal

En torno a las grasas de origen vegetal, hay que indicar que estas son ricas en ácidos grasos insaturados, principalmente linoleico, aunque habría que estudiar uno a uno, ya que, por ejemplo, el aceite de soja presenta abundante cantidad de ácido linolénico.

Por el contrario, el aceite de coco presenta altas concentraciones de ácido láurico, marcadamente aterogénico.

La margarina es otra de las grasas de origen vegetal; no obstante, en su obtención se propicia la formación de grasas más comparables a las saturadas.

Existe una grasa vegetal por excelencia, que goza de gran prestigio nacional e internacional. Se trata del aceite de oliva virgen extra. Este posee un alto contenido en ácido oleico monoinsaturado y una adecuada proporción de ácidos grasos insaturados linoleico-linolénico. Además, posee gran riqueza en carotenos y compuestos antioxidantes como la vitamina E.

La normativa española permite agrupar los aceites en dos grandes grupos, diferenciando entre:

⊃ Aceites de oliva y de orujo de aceituna.
⊃ Aceites de semillas de oleaginosas.

Dentro de estos grupos, a su vez, se diferencian los siguientes tipos:

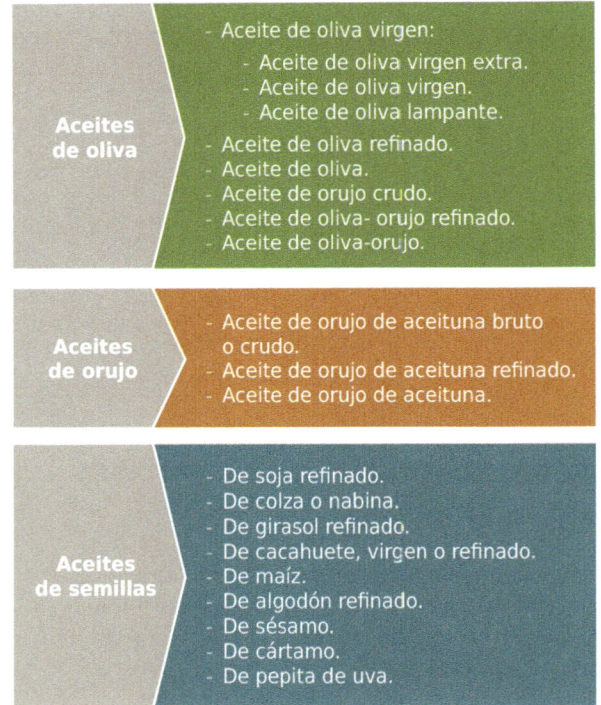

Aceites de oliva
- Aceite de oliva virgen:
    - Aceite de oliva virgen extra.
    - Aceite de oliva virgen.
    - Aceite de oliva lampante.
- Aceite de oliva refinado.
- Aceite de oliva.
- Aceite de orujo crudo.
- Aceite de oliva- orujo refinado.
- Aceite de oliva-orujo.

Aceites de orujo
- Aceite de orujo de aceituna bruto o crudo.
- Aceite de orujo de aceituna refinado.
- Aceite de orujo de aceituna.

Aceites de semillas
- De soja refinado.
- De colza o nabina.
- De girasol refinado.
- De cacahuete, virgen o refinado.
- De maíz.
- De algodón refinado.
- De sésamo.
- De cártamo.
- De pepita de uva.

Finalmente, en cuanto a las grasas vegetales, es posible mencionar otra clasificación:

Grasas anhidras	Margarinas	Minarinas
- Se trata de grasas obtenidas de mezclas homogéneas de grasas y aceites comestibles.	- Se trata de una emulsión líquida. Deberá presentar un mínimo de 80 % de grasa y un máximo de un 16 % de agua.	- Se trata de un producto similar a la margarina, pero con un porcentaje graso menor (39-41 % de grasa).

ACTIVIDAD COMPLEMENTARIA

8. El aceite de oliva virgen extra se considera uno de los mejores aceites, tanto por sus cualidades organolépticas como por sus características nutricionales.

Su tratamiento, así como comercialización, atiende a distintas nomenclaturas, reflejando diferentes cualidades.

Realiza una búsqueda para recopilar los distintos tipos de aceite de oliva que existen, describiendo sus características. Además, justifica el uso de uno u otro tipo.

12. Identificación de los alimentos de servicio

 ## HILO CONDUCTOR

Para complementar las pautas alimentarias de José, en el centro de salud, dietética y nutrición que regentas, han incluido la toma de yogures con ácidos omega 3. La intención es ayudar a reducir el nivel de colesterol que presenta en la última de las analíticas realizadas, pues, pese a que su dieta es baja en colesterol, no se están consiguiendo los resultados esperados.

El acto de comer pretende aportar los nutrientes necesarios para el correcto desarrollo y funcionamiento del organismo. La gama de alimentos disponibles así lo propician. No obstante, no todos los alimentos aportan los mismos nutrientes ni todos los individuos tienen la misma capacidad de absorción de estos; de ahí el desarrollo de los denominados **alimentos de servicio o funcionales.**

Dichos alimentos han sido elaborados de forma específica añadiendo componentes biológicamente activos para cumplir con un servicio o función específica, contribuyendo a mejorar la salud. Al mismo tiempo, hay que indicar que muchos de los alimentos en su estado natural ya son catalogados como funcionales debido a su aporte de vitaminas, minerales, fibra, antioxidantes, fitoesteroles, etc.

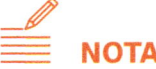 **NOTA**

Estos alimentos también pueden ser denominados como prebióticos y probióticos.

- -

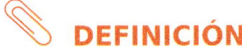 **DEFINICIÓN**

Prebiótico
Alimento que contiene sustratos que nutren la microflora intestinal beneficiosa para el huésped.

Probiótico
Alimento que posee de forma directa los microorganismos beneficiosos vivos, es decir, los probióticos ejerciendo efectos beneficiosos sobre la salud del consumidor.

- -

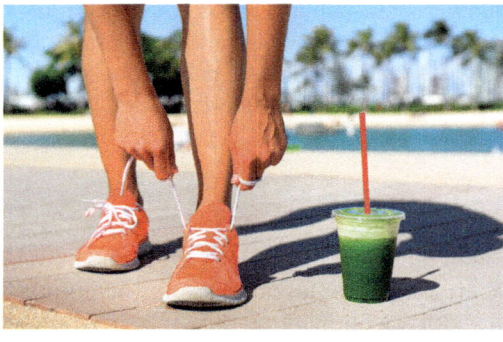

El consumo de alimentos de servicio o funcionales, acompañados de un estilo de vida saludable, pretenden mejorar la salud, previniendo ciertas enfermedades.

Algunos de los nutrientes más característicos en la complementación de un alimento son:

- **Fibra dietética:** permite combatir el estreñimiento, así como normalizar el tracto digestivo.
- **Azúcares de baja energía:** se utilizan para sustituir el azúcar en la elaboración de determinados productos. Con ello se pretende reducir la concentración de glucosa en sangre o no favorecer la formación de caries.
- **Ácidos grasos insaturados:** el uso de ácidos grasos omega 3 y omega 6 o el ácido oleico ayudan a reducir el colesterol y los triglicéridos. Los poliinsaturados también actúan como antiagregantes plaquetarios, contribuyendo a evitar la formación de trombos en el sistema sanguíneo.
- **Fitoesteroles:** se trata de productos que absorben el colesterol de baja densidad de forma que contribuyen a reducirlo, evitando así la hipercolesterolemia.
- **Aminoácidos:** son los componentes más simples de las proteínas; su actividad se dirige al sistema nervioso. Su uso contribuye a reducir el estrés y la ansiedad. Aportan un efecto sedante y favorecen el sueño y el refuerzo del sistema inmunológico, aumentando así las defensas del organismo.
- **Vitaminas y minerales:** el uso de vitaminas D, E y del grupo B, así como el ácido fólico, son las vitaminas más utilizadas para enriquecer los alimentos. Del mismo modo, el yodo, el hierro, el calcio, el zinc y el fósforo se identifican como los minerales más habituales.
  Con ello se pretende favorecer el desarrollo y crecimiento y prevenir complicaciones del embarazo, anemia, raquitismo, etc.
- **Antioxidantes:** las vitaminas C y E, así como los polifenoles, el betacaroteno y el selenio, evitarán la oxidación de los tejidos y el efecto de los radicales libres sobre el ADN, influyendo de forma positiva en el proceso de envejecimiento.

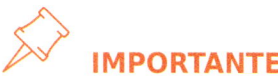

IMPORTANTE

Un consumo excesivo de alimentos de servicio puede acarrear problemas de salud.

- -

TAREA 6

Uno de los usuarios de los centros de salud, nutrición y dietética LSCA manifiesta en sus pruebas falta de hierro y vitamina C, por lo que se le impone el consumo habitual de leche.

Con ello se pretende cubrir ese déficit.

¿Se ha actuado de forma correcta, según las propiedades nutritivas de este producto? Justifica tu respuesta, indicando, en caso negativo, qué otros productos deberán ser indicados en la dieta habitual.

- -

APLICACIÓN PRÁCTICA

Hasta uno de los centros de salud, nutrición y dietética LSCA llega un nuevo cliente, que aporta información sobre su estado de salud mediante un informe médico. Dicho estudio se complementa con un análisis morfológico del individuo, obteniéndose las siguientes conclusiones:

- **Peso elevado.**
- **Niveles de colesterol y azúcar altos.**
- **Tránsito intestinal muy irregular.**
- **Déficit de vitaminas del grupo B.**

¿Qué pautas alimentarias impondrías como correctas con el fin de obtener una mejora en la calidad de vida de este usuario?

Solución (Propuesta)

- Propondría una dieta en la que los cereales, hortalizas y legumbres tuvieran un papel principal.
- Evitaría el exceso de lípidos.
- Aprovecharía el uso de alimentos de servicio (cereales, hortalizas y legumbres).
- Las características del usuario hacen que sea necesario imponer una dieta baja en lípidos, aportando al mismo tiempo un aumento de productos ricos en fibra que garantice un tránsito más regular. Así, el uso de cereales, hor-

Continúa en página siguiente >>

<< Viene de página anterior

talizas y legumbres cumple con esta premisa, y además es una excelente opción para aumentar el aporte de vitaminas del grupo B.
- La baja aportación de grasas puede acarrear una baja absorción de vitaminas, por lo que el uso de cereales, hortalizas y legumbres puede ser una buena opción, aunque hay que recordar que el uso de estos productos en la dieta debe ser controlado.

13. Resumen

Para pautar unos correctos hábitos nutritivos es necesario conocer los distintos grupos de alimentos. Para ello, es necesario reflejar tanto su composición nutricional como una correcta clasificación.

COMPOSICIÓN NUTRICIONAL	CLASIFICACIÓN	
- Hidratos de carbono - Vitaminas - Minerales - Grasas - Proximales	- Edulcorantes - Colorantes - Conservadores - Antioxidantes - Soportes - Acidulantes	- Correctores de la acidez - Antiaglomerantes - Antiespumantes - Agentes de carga - Emulgentes - Etcétera

Cada vez son más los productos que el mercado pone a disposición del usuario, propiciados tanto por el desarrollo tecnológico como por la introducción de nuevos productos. No obstante, todo "alimento nuevo" deberá estar catalogado y admitido por la reglamentación europea, viéndose reflejado en este caso mediante el siguiente reglamento:

> Reglamento de Ejecución (UE) 2018/1023 de la Comisión, de 23 de julio de 2018

Otro de los productos utilizados en el ofrecimiento de productos o elaboraciones culinarias son los **aditivos alimentarios.** Estos no poseen un valor nutricional, pero sí que permiten la modificación de sus propiedades o características organolépticas. Su uso y clasificación están normalizados por normativa, y es característica su representación mediante el uso de un código representado por la letra E, seguido de un número o serie que especifica la función que posee.

La leche y los derivados lácteos forman parte de uno de los grupos de alimentos más equilibrados y completos, que aportan un alto contenido de nutrientes. No obstante, también es importante citar el resto de alimentos, que guardan de igual modo especial relevancia en la alimentación. Diferenciamos entre:

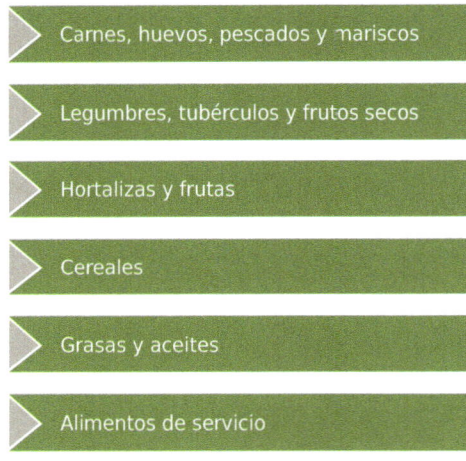

Carnes, huevos, pescados y mariscos

Legumbres, tubérculos y frutos secos

Hortalizas y frutas

Cereales

Grasas y aceites

Alimentos de servicio

Ejercicios de autoevaluación
Unidad de Aprendizaje 3

1. Indica si las siguientes afirmaciones son verdaderas o falsas:

a. Según el Código Alimentario Español, los productos dietéticos no pueden ser definidos como alimentos.

- ■ Verdadero
- ■ Falso

b. Ningún alimento es capaz de aportar todos los nutrientes necesarios para el mantenimiento del organismo y en las cantidades requeridos.

- ■ Verdadero
- ■ Falso

c. Dentro de un mismo grupo de alimentos, sus contenidos nutricionales serán igualitarios.

- ■ Verdadero
- ■ Falso

2. El ácido esteárico se clasifica como...

a. ... un ácido graso.
b. ... una fibra dietética.
c. ... una vitamina, equivalente a la niacina.
d. ... un mineral.

3. Clasifica los siguientes nutrientes:

   a. Ácido ascórbico
   b. Sodio
   c. Colesterol
   d. Folato
   e. Calcio
   f. Ácido palmítico
   g. Tiamina
   h. Potasio
   i. Ácido esteárico

   __ Vitaminas
   __ Minerales
   __ Grasas

4. Según la normativa vigente, ¿cuál o cuáles de los siguientes productos no permiten la adición o presencia de aditivos en su composición?

   a. Refrescos.
   b. Aceites y grasas no emulsionadas de origen animal o vegetal.
   c. Miel.
   d. Mantequilla.
   e. Pasta seca con gluten.

5. Los denominados alimentos reguladores, se caracterizan por...

   a. ... ser ricos en nutrientes energéticos, aportando sobre todo hidratos de carbono, lípidos y proteínas.
   b. ... presentar minerales como el hierro, el zinc o el calcio.
   c. ... ser ricos en vitaminas y minerales.
   d. ... su aportación en fibra alimentaria.

6. Los aditivos alimentarios identificados con la letra E y número 452, se corresponde con un...

   a. ... colorante alimentario.
   b. ... estabilizante.
   c. ... potenciador del sabor.
   d. ... con un tioxidante.

7. La leche entera presenta entre sus componentes…

    a. … vitaminas liposolubles como la A y la D.
    b. … minerales, entre los que destaca el calcio.
    c. … proteínas y grasas, que suponen entre un 3,5 % y un 4 % de su contenido como leche entera.
    d. … hierro, el mineral más abundante en este producto.

8. Nutricionalmente, el valor más destacable de las frutas, se asocia con:

    a. Su contenido en proteínas.
    b. Su contenido en ácidos grasos.
    c. Su contenido en hidratos de carbono, minerales y vitaminas.
    d. Su contenido en fibra no soluble.

9. ¿Qué cantidad mínima de grasa y agua se requiere para llevar a cabo la obtención de margarina?

    a. Un 90 % de grasa y un 32 % de agua.
    b. Un 80 % de grasa y un 16 % de agua.
    c. Un 70 % de grasa y un 10 % de agua.
    d. Un 60 % de grasa y un 25 % de agua.

10. Los fitoesteroles…

    a. … permiten la absorción del colesterol de baja densidad, contribuyendo a reducirlo.
    b. … son los componentes más simples de las proteínas, y dirigen su actividad al sistema nervioso.
    c. … permiten combatir el estreñimiento, normalizando el tracto digestivo.
    d. … evitan la oxidación de los tejidos y, por tanto, retrasan el proceso de envejecimiento.

Relación entre alimentación y salud

Contenido

1. Introducción
2. Aplicación de una alimentación saludable
3. Consecución de un equilibrio alimentario. Conocimiento e identificación de las normas y características que rigen el equilibrio nutritivo
4. Identificación de las principales relaciones entre energía y nutrientes
5. Elaboración de guías alimentarias o dietéticas
6. Conocimiento de la dieta mediterránea
7. Comprensión de la importancia de la alimentación y su relación con la salud
8. Identificación de los mitos y errores sobre la alimentación
9. Resumen

Objetivos

El objetivo general de esta Unidad de Aprendizaje es:

→ Conocer las relaciones existentes entre una alimentación y nutrición equilibrada y la correcta salud, exponiendo la importancia del correcto seguimiento de la dieta mediterránea, así como la identificación de falsos mitos y errores sobre alimentación.

Los objetivos específicos de esta Unidad de Aprendizaje son:

→ Reconocer los principios de una dieta nutricionalmente equilibrada y correcta.

→ Identificar una dieta milagro, así como los principales mitos alimenticios.

1. Introducción

La alimentación debe procurar un adecuado desarrollo, así como un óptimo estado de salud. Ambos términos no pueden entenderse sin el seguimiento de una dieta equilibrada, que debe ser suficiente, variada y agradable.

Para imponer unas pautas de alimentación saludable se puede optar por el uso de tablas de composición de alimentos, permitiéndonos conocer la composición energética y nutricional de la propuesta alimentaria, o bien hacer uso de la pirámide de alimentación saludable.

Al mismo tiempo, hay que desterrar los falsos mitos alimentarios y dar cabida a los nuevos estudios, sin olvidar rescatar y dar importancia a pautas alimentarias ampliamente certificadas como es la dieta mediterránea.

En función de estas premisas y para ofrecer una mayor practicidad al estudio de la implantación de un correcto equilibrio alimentario y nutritivo, en pro de una alimentación saludable, expondremos los ejemplos o casos acontecidos en los centros de salud, nutrición y dietética LSCA.

2. Aplicación de una alimentación saludable

👉 HILO CONDUCTOR

La formación es un pilar fundamental en todos los aspectos, que requiere una mayor atención en el ámbito de la alimentación, ya que constantemente se llevan a cabo estudios que permiten la optimización de los alimentos.

Por ello, todo el personal de los centros de salud, nutrición y dietética LCSA acude constantemente a seminarios, que les permiten actualizar sus conocimientos. En concreto, en el último de los seminarios han desarrollado los principios de una alimentación saludable y cómo están influyendo las nuevas propuestas alimentarias impidiendo su desarrollo.

- -

Los constantes avances en nutrición propiciados por el estudio de los alimentos y su implicación según el efecto fisiológico dentro del organismo, así como la conciencia en torno a la importancia de un estilo de vida saludable, han facilitado la composición y exposición de lo que hoy se reconoce como **hábitos de vida saludable,** que pueden establecerse de forma personalizada y adaptada a las necesidades del individuo o colectivo a quien se dirige.

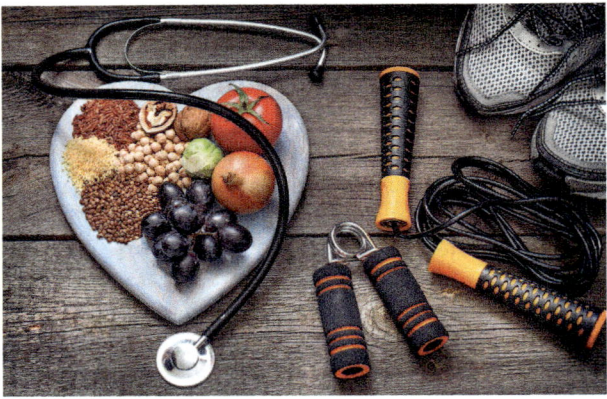

La alimentación saludable implica imponer hábitos saludables, como el ejercicio físico y el cuidado de la salud.

Para que una alimentación se considere saludable deberá estar basada en estos cuatro principios fundamentales:

SER SUFICIENTE

- La alimentación o dieta debe cubrir las necesidades calóricas del individuo, cumpliendo así con el denominado balance energético, evitando la sobrealimentación y la desnutrición. Al mismo tiempo, el aporte calórico debe estar distribuido de forma correcta, cubriendo las necesidades nutritivas.

SER EQUILIBRADA

- Los componentes de la dieta deben mantener una adecuada homeostasis orgánica. Es decir, mantener la cantidad de masa magra, masa grasa, agua corporal, etc., a niveles adecuados.

SER VARIADA

- La dieta debe ser variada y aportar alimentos de todos los grupos fundamentales (cereales, verduras, frutas, lácteos, alimentos grasos y proteicos), siendo este uno de los principios decisivos ante el equilibrio nutricional.

Continúa en página siguiente >>

<< Viene de página anterior

SER AGRADABLE

- La alimentación debe compensar nuestras expectativas hedónicas, sociales, etc., adquiridas desde la infancia. Así, se deben considerar los distintos métodos de cocinado, que pueden combinarse sin renunciar a nuestras exigencias para obtener productos más saludables.

2.1. Principios básicos de una alimentación saludable

Tan importante es conocer las proporciones adecuadas de nutrientes en la dieta o el valor calórico de cada uno de los alimentos que deben ingerirse como las pautas elementales para una correcta alimentación, siendo fundamental seguir los siguientes consejos o principios:

- Comer y beber debe ser necesario a la vez que placentero.
- El consumo de una gran cantidad de alimentos se considera un exceso, no así el consumo de una gran variedad de alimentos.
- Un alto porcentaje de los alimentos que se van a consumir deben tener como base los hidratos de carbono y la fibra.
- Las grasas deben ser consumidas con moderación, dando preferencia a las grasas monoinsaturadas como el aceite de oliva virgen extra.
- Los alimentos ricos en azúcares deberán ser, de forma general, eliminados.
- Exceptuando la leche, la única bebida recomendable es el agua.
- Las bebidas alcohólicas se tomarán con mucha moderación, y en ningún caso serán recomendables.
- Las elaboraciones culinarias complejas no tienen por qué ser incompatibles con las buenas pautas dietéticas.
- El acto de comer debe favorecer el proceso digestivo, imponiendo un ritmo adecuado de ingesta y masticación
- Todo estado nutricional correcto se relaciona con un peso estable y una composición corporal adecuada.

3. Consecución de un equilibrio alimentario. Conocimiento e identificación de las normas y características que rigen el equilibrio nutritivo

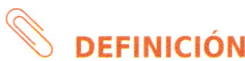 **HILO CONDUCTOR**

Dejar de consumir algún nutriente o consumirlo en exceso supondrá un cambio en nuestro organismo (pérdida de peso, aumento de masa muscular, etc.), que se traducirá al mismo tiempo en un desequilibrio nutricional.

Por ello, en los centros de salud, nutrición y dietética LSCA, se tiene siempre presente que, aunque una dieta sea restrictiva en nutrientes concretos, en todo momento incluirá la máxima variedad de productos, siempre que estos no supongan un problema para la salud en cuanto a posibles alergias o intolerancias.

Hablar de **equilibrio alimentario y nutritivo** es hacer referencia al mismo concepto, ya que el proceso de nutrición se lleva a cabo a través de la ingesta de alimentos. Por tanto, en cualquier propuesta alimentaria es fundamental cumplir con la denominada **ingesta recomendada,** sobre todo en relación a los nutrientes energéticos, ya que su requerimiento es diario, no siendo así en ciertos nutrientes como el hierro, el magnesio o algunas vitaminas, ya que el organismo cuenta con capacidad de reserva.

Un correcto equilibrio alimentario, y por tanto nutritivo, se establece en función de unas correctas pautas alimentarias, que requiere de un método cuantitativo basado en pesos exactos y tablas de composición de alimentos, y un método cuantitativo, el de ración alimentaria, basado en la pirámide alimentaria. De esta forma, se asegurará la ingesta correcta de alimentos energéticos, plásticos y reguladores.

DEFINICIÓN

Alimentos energéticos
Aquellos que proporcionan energía al organismo (representados por los carbohidratos y las grasas).

Continúa en página siguiente >>

<< Viene de página anterior

Alimentos plásticos

Aquellos que contribuyen a la formación de tejidos (representados por las proteínas).

Alimentos reguladores

Aquellos que facilitan la realización de las funciones del organismo (representados por las vitaminas, los minerales y el agua).

3.1. Normas y características que rigen el equilibrio nutritivo

Para conseguir un correcto equilibrio nutritivo, es necesario implantar una correcta alimentación. Para ello, podemos diferenciar entre el denominado **equilibrio cuantitativo y el equilibrio cualitativo alimentario.** Te exponemos a continuación las siguientes normas y características.

Equilibrio cuantitativo en el equilibrio alimentario

Para imponer un correcto equilibrio alimentario cuantitativamente, puedes adoptar dos opciones:

- **Calcular las necesidades diarias de cada tipo de nutriente en términos absolutos:** se estima, a grandes rasgos, que a diario se debería tener un consumo de 4-5 g/kg de hidratos de carbono, 1 g/kg de proteínas, 1 g/kg de grasas, así como cantidades específicas de minerales y vitaminas. No obstante, este cálculo no contempla posibles variaciones relacionadas con las necesidades propias del individuo, como las relacionadas con cada etapa de vida o actividad física.
- **Determinar los porcentajes relativos de cada nutriente en una dieta.** Otro sistema para determinar un equilibrio nutricional se relaciona con el cálculo de las necesidades calóricas totales de un usuario, obteniéndose la energía global que el organismo precisa obtener. Estos factores serán dependientes de la edad, el sexo o la actividad física que desarrolla. Se estima la siguiente proporción:

  - El 55-60 % de la energía total debe obtenerse del consumo de hidratos de carbono.
  - El 12-15 % de la energía total debe obtenerse del consumo de proteínas.
  - El 30-35 % de la energía total debe obtenerse del consumo de grasas.
  - El aporte de minerales y vitaminas, por su parte, se asegura siempre que se siga una alimentación variada.

Equilibrio cualitativo en el equilibrio alimentario

Además de tener presente la cantidad y porcentaje de nutrientes, es fundamental que conozcas las variedades de cada uno de ellos:

- **Equilibrio alimentario entre hidratos de carbono:** existen dos tipos de hidratos de carbono: los simples y los complejos. Los primeros son de rápida absorción, y no son indispensables para el organismo; de hecho, pueden ser incluso nocivos en caso de consumo excesivo.
  Por su lado, los hidratos de carbono complejos se absorben muy lentamente, y tienen un aprovechamiento orgánico mayor. Por ello, se considera que, en el consumo de hidratos de carbono, el 10 % deben ser simples y el resto, complejos.
- **Equilibrio alimentario entre aminoácidos:** las proteínas están constituidas por unos veinte aminoácidos diferentes. Muchos de estos aminoácidos pueden ser sintetizados por el organismo, pero otros no, denominándose aminoácidos esenciales. Dichos aminoácidos esenciales están presentes de manera más abundante en productos de origen animal, aunque también están presentes (aunque en menor medida y calidad) en vegetales tales como las legumbres, los frutos secos y hortalizas. Por ello, pese a que parecería suficiente el consumo de productos de procedencia animal para su adquisición, esto se relacionaría con un exceso de otros nutrientes perjudiciales para el organismo como pueden ser las grasas. De este modo, el consumo ideal o adquisición ideal de nutrientes se resumiría en que un 50 % de los aminoácidos deben ser de origen vegetal.
- **Equilibrio alimentario entre grasas:** las grasas de origen animal poseen un alto grado de ácidos grasos saturados, por lo que deben evitarse en la medida de lo posible a favor de las grasas de origen vegetal, ricas en ácidos grasos insaturados. Así, se estima que el 60 % de las grasas deberán proceder de origen vegetal y solo un 40 % serán de origen animal.
- **Equilibrio alimentario entre minerales y vitaminas:** el aporte de vitaminas y minerales suele estar resuelto con una alimentación equilibrada, sin necesidad de tomar suplementos salvo excepciones, como en procesos de embarazo, lactancia o situaciones especiales. Además, el organismo dispone de reservas, lo que permite, en ausencia de un aporte específico, cubrir sus necesidades.
  No obstante, es importante que, en este caso, el equilibrio nutricional entre minerales y vitaminas se relacione con una alimentación variada.

NOTA

En torno a las normas que rigen el equilibrio nutritivo, es fundamental citar dos índices: los relacionados con el nivel hídrico o cantidad de agua presente en el organismo y el nivel ácido/alcalino.

----

4. Identificación de las principales relaciones entre energía y nutrientes

HILO CONDUCTOR

Toda dieta o pauta alimentaria impuesta por los centros de salud, nutrición y dietética LSCA exige el consumo variado de alimentos, ya que, para conseguir el aporte energético necesario para el correcto desarrollo de la actividad diaria, es necesario tanto macronutrientes como micronutrientes, pues la eliminación o reducción drástica de alguno de ellos puede irrumpir de forma negativa en el aprovechamiento energético de los nutrientes consumidos.

Para que el organismo funcione correctamente y pueda desempeñar sus funciones diarias, este deberá adquirir mediante los alimentos los nutrientes necesarios. Por tanto, nutrientes y energía son conceptos estrechamente relacionados.

El organismo obtiene la energía mediante complejas reacciones metabólicas a través de los hidratos de carbono, grasas y proteínas (macronutrientes) presentes en los alimentos.

IMPORTANTE

Pese a que los minerales y vitaminas no proporcionan ninguna energía, son imprescindibles para que se produzcan las reacciones químicas necesarias para su obtención.

El valor energético o calórico de un alimento está representado por la cantidad de energía que irradia cuando es metabolizado, siendo dependiente de los nutrientes que presente el alimento. No obstante, dicha energía no es totalmente aprovechada por el organismo, ya que la absorción y asimilación en el proceso digestivo hace que se pierda energía, de forma que existen dos valores relacionados con el valor energético de un producto:

Valor energético bruto	- Correspondiente a la cantidad de calor obtenida de forma experimental por la combustión de los nutrientes en presencia de oxígeno.
Valor energético neto	- Correspondiente al valor energético disponible y aprovechable en el organismo.

En cuanto al valor energético neto, debes tener presente que no todos los componentes de un alimento son digeribles y que, de las partes que son digeribles, no todos los nutrientes se pueden oxidar totalmente.

No todos los componentes de un alimento son digeribles
- La eficiencia de la digestión de un alimento depende del coeficiente de digestibilidad del alimento, definiéndose este como el porcentaje relativo del nutriente ingerido que se digiere y absorbe complemente para ser metabolizado. Se indican los siguientes valores aproximados basados en dicho coeficiente:

  - 92 % para las proteínas.
  - 95 % para las grasas.
  - 97 % para los hidratos de carbono.

No todos los nutrientes se oxidan en su totalidad
- No todos los nutrientes se pueden oxidar de forma completa. Un ejemplo se relaciona con las proteínas, cuya oxidación a nivel celular es incompleta. Además, en el caso concreto de las proteínas, el aprovechamiento energético neto aún es menor, ya que se producen pérdidas a través de la orina (urea y amoniaco).

En función de las diferencias existentes entre la energía bruta de los alimentos y la energía realmente metabolizada, en la alimentación humana se emplean los denominados **factores generales de Atwater,** a través de los cuales se consigue el cálculo del valor energético de los alimentos.

4.1. Factores generales de Atwater

Los denominados factores generales de Atwater recogen las medidas de los valores energéticos netos y permiten calcular la energía de los alimentos ingeridos que realmente está disponible para su utilización por el organismo. Estos valores son representativos:

NUTRIENTES	FACTORES DE CONVERSIÓN DE ATWATER
Hidratos de carbono	4 kcal/g
Proteínas	4 kcal/g
Lípidos	9 kcal/g
Alcohol	7 kcal/g

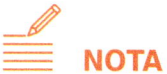 **NOTA**

Para conocer el contenido en macronutrientes de los distintos alimentos, se pueden utilizar las llamadas tablas de composición de alimentos. Puedes consultarlas accediendo al siguiente enlace:

https://redirectoronline.com/sanp034po0401

5. Elaboración de guías alimentarias o dietéticas

☞ HILO CONDUCTOR

La pasada semana se llevó a cabo un seminario en las instalaciones del SENC al que asistieron muchos de los componentes del centro de salud, nutrición y dietética LSCA. En dicho seminario se expuso la distribución de la nueva pirámide nutricional, que en este caso incluye datos sobre recomendaciones alimentarias según el tratamiento de los alimentos, por lo que parece muy interesante y aclaratorio para cualquier usuario.

- -

Las **guías alimentarias o dietéticas** se definen como los documentos de divulgación que muestran las pautas necesarias para educar y orientar a la población para conseguir los objetivos nutricionales.

La importancia de dichas guías hace que su exposición tenga una especial repercusión, siendo normalmente desarrolladas por organismos oficiales, propiciando así unos datos garantistas, que eximan a cualquier entidad privada por posibles intereses económicos o de influencia comercial.

Como consideraciones más importantes sobre la elaboración de las guías alimentarias, es importante destacar las siguientes:

- Deben estar basadas en la evidencia científica más reciente y actualizarse si esta se modifica.
- Deben ser realistas, orientándose a la consecución de los objetivos nutricionales con los alimentos habituales.
- Deben ser útiles y adaptarse a la manera en que la población utiliza culturalmente los alimentos.
- Ser prácticas, adaptándose a las familias y grupos más grandes como residencias, colegios, etc.
- No deben ser rígidas, y ofrecer opciones para que la población pueda elegir.
- Deben exponer unos menús asequibles, atractivos y eficaces, y tener presente los alimentos disponibles en cada país.

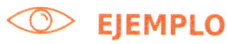 **EJEMPLO**

Un ejemplo de entidad y guía alimentaria se representa en la pirámide nutricional, expuesta por la Sociedad Española de Nutrición Comunitaria (SENC). Puedes acceder a ella a través del siguiente enlace:

https://redirectoronline.com/sanp034po0402

6. Conocimiento de la dieta mediterránea

👉 **HILO CONDUCTOR**

Algunas de las últimas publicaciones científicas evidencian los beneficios del seguimiento de la dieta mediterránea, complementada con unos hábitos de vida saludables. De hecho, los habitantes de los países de la cuenca mediterránea presentan una mayor esperanza de vida.

El problema es que dichos hábitos culinarios se están viendo modificados por otros menos saludables, en los que son protagonistas las grandes cadenas de comida rápida o la compra de productos precocinados.

Por ello, desde los centros de salud, nutrición y dietética LSCA, se apuesta por integrar nuevamente en los hogares españoles el seguimiento de dicha dieta, así como unos hábitos correctos de salud.

La dieta mediterránea representa un estilo de vida saludable, en el que se conjugan productos frescos y de primera calidad, formas de cocinar tradicionales y saludables y actividades diversas, relacionadas con las costumbres de los países de la cuenca mediterránea.

La dieta mediterránea se caracteriza por integrar un patrón alimentario en el que destaca el tipo de grasas utilizadas (monoinsaturadas), relacionadas con el uso del aceite de oliva, el pescado azul y los frutos secos, la proporcionalidad en el uso de ingredientes y la riqueza en micronutrientes que contienen las elaboraciones, gracias al uso de verduras de temporada, hierbas aromáticas y condimentos.

 ## SABÍAS QUE...

La UNESCO reconoció la dieta mediterránea en su Lista de Patrimonio Cultural Inmaterial de la Humanidad.

- -

La formulación de la dieta mediterránea no solo se basa en la selección de productos, sino que también son representativas las técnicas utilizadas para su transformación y presentación. Así, nos encontramos con el siguiente decálogo de la dieta mediterránea:

- La principal grasa de adición debe ser el aceite de oliva.
- El consumo de alimentos de origen vegetal debe ser abundante, ya que las frutas, verduras, legumbres y frutos secos son la principal fuente de vitaminas, minerales y fibra de nuestra dieta. Al mismo tiempo, son un buen aporte de agua. Por ello, es fundamental consumir un total de cinco raciones de fruta y verdura al día.
- Productos prevenientes de los cereales deberían formar parte de la alimentación diaria, siempre en su versión integral. Estos, además de tener una composición rica en hidratos de carbono, aportan fibra.
- Consumir productos frescos y de temporada, evitando aquellos que son procesados. De esta forma se contará con productos con un aroma y sabor excelentes, así como con un nivel de nutrientes mayor.
- Consumir a diario productos lácteos, principalmente yogurt y quesos.
- Consumir con moderación las carnes rojas, preferiblemente como parte de guisos que tengan abundantes verduras y cereales.
- El consumo de pescado debe predominar, destacando el consumo de pescado azul al menos uno a dos veces a la semana. En cuanto a los huevos, deben ser consumidos con moderación, y se acepta el consumo semanal de tres o cuatro piezas, siendo una buena alternativa al consumo de carne y pescado debido a la calidad de sus proteínas.
- La fruta fresca debe utilizarse como postre habitual, mientras que los dulces y pasteles deberían consumirse ocasionalmente.

⮩ El agua debe ser la bebida por excelencia, mientras que el vino debe tomarse con moderación y durante las comidas.

⮩ Acompañar los principios de una correcta alimentación con la actividad física diaria.

Según los principios de la dieta mediterránea, y considerando los hábitos y estilos de vida actual, se ha creado una pirámide nutricional propia basada en este tipo de dieta, habiendo intervenido en ella numerosos expertos y entidades nacionales e internacionales, lo que ha evidenciado un nuevo esquema más enriquecedor. Su representación gráfica es la siguiente:

Pirámide facilitada por la Fundación Dieta Mediterránea

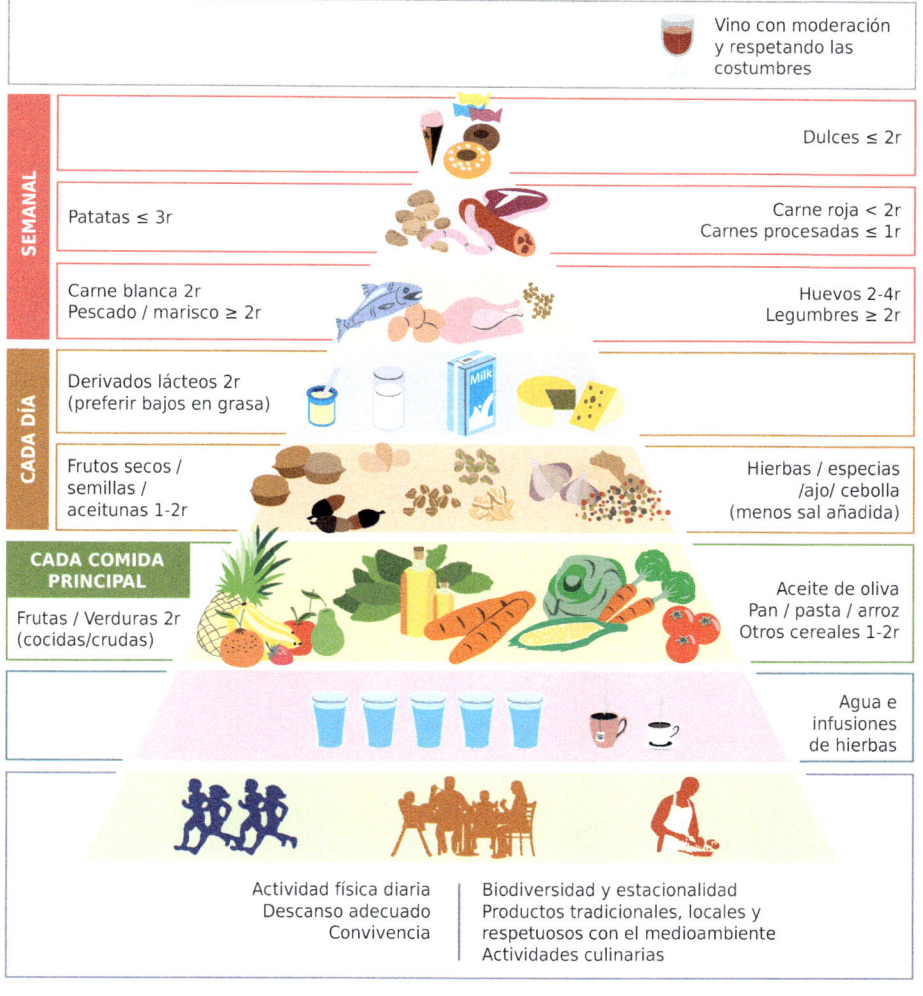

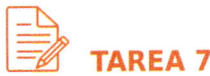 **TAREA 7**

A uno de los usuarios del centro salud, nutrición y dietética LSCA, con un IMC de 23,3 y con un estado de salud correcto, se le hace llegar las siguientes pautas alimentarias para la próxima semana:

	DESAYUNO	MEDIA MAÑANA	COMIDA	MERIENDA	CENA
LUNES	Leche. Biscotes con aceite de oliva virgen. Melón.	Emparedado de tomate con escarola y trocitos de aceituna arbequina.	Ensalada de habitas. Albóndigas de ternera con sepia y patatas. Cerezas.	Nísperos.	Brócoli al vapor. Merluza al horno con salsa de piquillos y arroz hervido. Yogur natural.
MARTES	Té con leche. Pan con queso cremoso. Nectarina.	Granizado casero de limón.	Rodajas de calabacín gratinadas. Huevos poché con bechamel. Sandía.	Mini bocadillo de atún.	Acelgas salteadas con camarones. Croquetas de cabrales con ensalada. Brevas.
MIÉRCOLES	Leche. Mini bocadillo de queso de cabra con cebolla.	Yogur natural. Avellanas. Piña	Lasaña de verduras. Sardinas a al plancha Paraguaya.	Café con leche. Tostada con jamón cocido y aceite de oliva virgen.	Crema de maíz. Lomo de cerdo a la plancha con puré de manzana. Melocotón.
JUEVES	Café con leche. Pan con hummus.	Té con limón. Sandía.	Aguacates rellenos de ensalada. Cocido de lentejas. Nísperos.	Nectarina.	Ensalada de canónigos con parmesano y pera. Revuelto de judías verdes al ajillo. Ciruelas.
VIERNES	Café con leche. Tostadas con queso fresco, aceite de oliva virgen	Nueces.	Ensalada de arroz al curry. Bonito encebollado. Kiwi.	Macedonia natural con fruta de temporada.	Menestra salteada. Conejo al horno con calabacines. Picotas.
SÁBADO	Chocolate a la taza. Bizcochos de soletilla.	Aperitivo: pinchos variados.	Sopa de tomate y sandía. Ensalada de garbanzos. Albaricoques.	Horchata con fartons.	Ensalada de pepino con yogur y menta. Pechuga de pollo rellena de champiñones. Melón.

Continúa en página siguiente >>

<< Viene de página anterior

	DESAYUNO	MEDIA MAÑANA	COMIDA	MERIENDA	CENA
DOMINGO	Café con leche. Crêpe de jamón y queso. Melocotón.	Aperitivo: magras con tomate.	Tagliatelle genovesa al pesto. Ajoarriero. Helado de mandarina.	Tostadas con vino y azúcar.	Remolachas asadas con vinagreta de mostaza de Dijon. Tortilla de espinacas, pasas y piñones. Manzana al horno.

¿Se establece una correcta nutrición en el seguimiento de dichas pautas? ¿A qué tipo de dieta se asemejan estas recomendaciones alimenticias?

Justifica tu respuesta.

---

7. Comprensión de la importancia de la alimentación y su relación con la salud

☞ HILO CONDUCTOR

Mientras que en épocas pasadas los problemas alimentarios estaban asociados a la escasa y pobre alimentación, en la actualidad, la mayor parte de los problemas de salud se asocian a una sobrealimentación. Así, la mayoría de los usuarios de los centros de salud, nutrición y dietética LSCA tienen problemas de sobrepeso, colesterol, diabetes, etc.

Estudios científicos confirman que son numerosos los factores que influyen en el estado de salud de una persona y de la población en general, de los que el más importante se relaciona con la correcta alimentación.

El estudio de una correcta alimentación es una importante premisa para poder garantizar la salud pública, ya que una dieta equilibrada y variada puede prevenir problemas graves como la obesidad, diabetes o problemas cardiovasculares, y al contrario: una dieta desequilibrada puede ser un factor de riesgo para la aparición de dichas enfermedades.

7.1. Enfermedades relacionadas con la nutrición

Basándonos en datos relacionados con la sociedad occidental, se ha pasado de padecer enfermedades relacionadas con estados carenciales de nutrientes a enfermedades derivadas de una sobrealimentación, por lo que ambos casos deben ser estudiados.

**Un aporte nutricional correcto se relaciona
con un estado de salud adecuado**

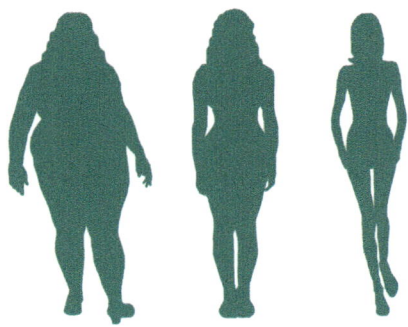

Enfermedades causadas por carencias nutricionales

Las enfermedades asociadas a las carencias de nutrientes esenciales como los minerales, vitaminas y aminoácidos producen patologías muy concretas, y son reconocidas en la actualidad gracias a los avances y estudios médicos. De entre estas enfermedades cabe destacar las siguientes, asociadas a déficit de vitaminas y déficit de minerales.

Carencias de minerales

La carencia de minerales se asocia con patologías como:

- **Anemias carenciales.** Se presenta en aquellos casos en los que el nivel de hemoglobina en sangre del hombre está por debajo de 13 g/100 ml y de 12 g/100 ml en mujeres. Estos déficits se producen por la falta de: hierro, ácido fólico, vitamina B12, así como de cinc. De entre este tipo de anemias, la ferropénica es la más frecuente.
- **Bocio endémico.** Se asocia a las hormonas tiroideas y se produce por la carencia de yodo principalmente.

➲ **Caries.** Se asocia por una alimentación rica en azúcares y de bajo contenido en flúor.

Carencias de vitaminas

Algunos ejemplos de enfermedades producidas por déficits de vitaminas y sus síntomas más destacados son los siguientes:

Nutrientes	Enfermedad	Síntomas
Vitamina B1	Beriberi	Fatiga, falta de apetito, vómitos, taquicardias. Puede llegar a causar la muerte.
Vitamina C	Escorbuto	Hinchazón en encías, hemorragias y pérdida de dientes.
Vitamina B3	Pelagra	Eritemas en la piel, debilidad y alteraciones del sistema nervioso central, trastornos digestivos, etc.
Vitamina A	Xeroftalmía y hemeralopia	Deterioro conjuntivo ocular y disminución de visión nocturna.
Vitamina E	Esterilidad	Esterilidad en hombres y abortos en mujeres.
Vitamina D	Raquitismo y osteoporosis	Debilidad y ablandamiento de los huesos y fragilidad ósea.

Enfermedades causadas por desequilibrios nutricionales

En cuanto a los desequilibrios nutricionales, hay que indicar que, en los últimos años, están causando un verdadero problema de salud pública, y están relacionados con patologías cardiovasculares, diabetes y algunos tipos de cáncer, sobrepeso y obesidad.

Enfermedades cardiovasculares

Los niveles altos de colesterol en sangre, la hipertensión y fumar son los factores que más aumentan el riesgo cardiovascular. De estos factores, el colesterol está directamente relacionado con la dieta.

Varios estudios indican que dietas ricas en lípidos monoinsaturados reducen un 30 % el riesgo cardiovascular en comparación con otra con la misma cantidad de ácidos grasos saturados o por hidratos de carbono. El efecto beneficioso de los ácidos grasos monoinsaturados se debe a su capacidad de disminuir el colesterol LDL sin disminuir el HDL.

Diabetes mellitus

Los pacientes con esta enfermedad, además de contar con tratamientos farmacológicos, deben considerar la importancia de una correcta alimentación y actividad física. Se debe perseguir obtener un peso adecuado para el paciente, así como mantener controlados los índices metabólicos.

Se deberán evitar ciertos carbohidratos de absorción rápida (azúcares refinados, miel, repostería en general); al mismo tiempo, el consumo de grasas saturadas y grasas trans también debe ser reducido y se debe tener cuidado con la ingesta excesiva de proteínas

---

Cáncer

La aparición de un cáncer maligno puede relacionarse con alteraciones genéticas, la polución, posibles infecciones, así como por hábitos de vida inadecuados como fumar, beber alcohol en exceso y la incorrecta nutrición. Por tanto, se tienen como recomendaciones nutricionales en cuanto a la disminución del riesgo de cáncer las siguientes:

- ➲ Controlar la ingesta de alimentos con alto contenido calórico.
- ➲ Evitar o eliminar el consumo de bebidas azucaradas.
- ➲ Consumir alimentos vegetales.
- ➲ Controlar el consumo de carne roja.
- ➲ Evitar el consumo de embutidos.
- ➲ Controlar el consumo de alcohol.
- ➲ Procurar eliminar de la dieta productos procesados.

Sobrepeso y obesidad

Según la OMS (Organización Mundial de la Salud) el sobrepeso y la obesidad representan el quinto factor de riesgo de muerte en el mundo.

Dicho problema se asocia a un consumo energético mayor al requerido, así como a hábitos de vida basados en el sedentarismo.

La obesidad favorecerá la aparición de enfermedades como la diabetes, algunos tipos de cáncer o enfermedades cardiovasculares.

Para hacer frente a esta problemática, la OMS elaboró y aprobó la denominada Estrategia Global sobre Alimentación y Actividad Física, que ha servido para que España impulse la Estrategia NAOS (Estrategia para la Nutrición, Actividad Física y Prevención de la Obesidad).

 SABÍAS QUE...

Según la OMS se considera que:

- Existe sobrepeso cuando el IMC ≥ 25 kg/m^2.
- Existe obesidad cuando el IMC ≥ 30 kg/m^2.

Este cálculo de obtiene dividiendo el peso de una persona en kilos entre el cuadrado de su talla en metros.

8. Identificación de los mitos y errores sobre la alimentación

 HILO CONDUCTOR

Hasta los centros de salud, nutrición y dietética LSCA llegan a diario numerosos usuarios con el fin de adoptar unos hábitos alimentarios correctos, pues hasta ahora las pautas seguidas no le han supuesto la mejoría esperada.

El primer reto es desprender al usuario de los falsos mitos y errores alimentarios que ha podido adquirir a través de fuentes dudosas. Así, estos se sorprenden cuando, en una dieta hipocalórica, se incluye el consumo de pan o yogur, ya que hasta ahora siempre han sido excluidos.

La continua búsqueda del bienestar nutricional, así como las expectativas en ocasiones no cumplidas, hacen que se prodiguen afirmaciones no siempre ciertas, que pueden convertirse en creencias aceptadas. Así, la palabra mito se relaciona con cuentos o fábulas, y carece de todo fundamento científico. De este modo, un mismo producto puede ser considerado beneficioso o perjudicial según el autor de la publicación, o una dieta puede ser más o menos efectiva según quién la defienda.

Estos mitos pueden influir en los hábitos alimentarios y, como consecuencia de ello, afectar a la salud. Así, es muy común la existencia de los denominados productos milagros o incluso dietas milagro, basadas en fundamentos o mitos erróneos.

8.1. Mitos y errores

Los mitos alimentarios suelen estar relacionados con los productos de mayor aceptación y consumo de la población. Así, el pan o los productos integrales se relacionan con multitud de mitos, del mismo modo que la proliferación del uso de suplementos vitamínicos y el consumo de productos *light*.

También existen creencias erróneas sobre el momento de consumo de un producto, y son muy comunes afirmaciones como: tomar fruta después de las comidas o beber agua durante ellas provoca que se engorde.

A continuación veremos cuáles son los mitos y creencias más comunes.

Mitos y creencias en alimentos

El pan o los productos integrales son algunos de los alimentos sobre los que más mitos o falsas creencias han despertado; así, ¿quién no ha escuchado que el pan engorda o, por el contrario, comer productos integrales hace que pierdas peso?

- **El pan engorda.** El pan debe considerarse como elemento principal en la alimentación diaria. Su composición lo hace rico en hidratos de carbono, y es uno de los nutrientes más necesarios en nuestra alimentación. Es muy común el uso de pan para untar salsa, lo que sí puede incidir en el aumento calórico. Por tanto, el consumo de pan debe ser diario y adaptado a las necesidades energéticas del individuo.
- **Los cereales integrales adelgazan.** Los cereales, sean o no integrales, aportan el mismo contenido energético y, por lo tanto, no tienen la propiedad de adelgazar. En comparativa con los productos no integrales, sí

que son más saciantes, también ayudan a regular el tránsito intestinal y controlar los picos glucémicos.

- **Se deberán incluir en la dieta suplementos vitamínicos.** Una dieta equilibrada aportará los nutrientes y minerales necesarios para el correcto funcionamiento orgánico, por lo que la aportación extra no es necesaria salvo prescripción médica.
- **Los frutos secos engordan.** Los frutos secos tienen un aporte vitamínico importante, así como un efecto saciante. Por tanto, un consumo adecuado no influirá en nuestro peso.
- **Las grasas vegetales son buenas.** En general, las grasas o aceites vegetales son más sanos que las grasas animales, ya que son ricas en ácidos grasos monoinsaturados y no contienen colesterol. No obstante, su consumo también debe ser controlado, ya que tienen un alto poder calórico.
- **Los productos *light* no aportan calorías.** En la actualidad existe una creencia generalizada en torno a los productos *light,* por la cual el consumidor piensa que el consumo de estos productos no aporta calorías y por tanto no engorda; incluso se llega a pensar que ayudan a adelgazar. Hay que saber que un producto se considera *light* siempre que su homólogo no *light* contenga un contenido calórico total mayor del 30 %. Así, un producto como el chocolate o las leches azucaradas concentradas, aun siendo *light,* siguen siendo una fuente muy importante de hidratos de carbono.

Mitos y creencias sobre el momento de ingesta

También existen mitos y creencias sobre el correcto momento de consumo de un alimento. Así, es muy frecuente escuchar afirmaciones como las siguientes:

- **Beber agua durante las comidas engorda.** El agua no aporta calorías, se tome cuando se tome. Es necesaria para el correcto funcionamiento del organismo, por tanto, su consumo siempre será bienvenido.
- **Tomar la fruta después de la comida engorda.** La fruta tiene el mismo aporte calórico independientemente del momento de su consumo. El único factor incidente en torno a su consumo previo a las comidas se relaciona por su efecto saciante, que podrá evitar el consumo posterior de posibles alimentos con un mayor aporte calórico.
- **Beber dos vasos de agua en ayunas adelgaza.** Se vuelve a indicar que el agua no aporta calorías ni tampoco las elimina. Por tanto, esta afirmación no tiene ningún fundamento.

8.2. Productos y dietas milagro

Otro de los mitos se asocia con la implantación de productos o dietas que transmiten de forma efectiva la pérdida de peso, correspondiéndose al mismo tiempo con la idea de mejorar la salud o incluso prolongar la vida. En prácticamente todas las dietas denominadas milagrosas, existe un producto o gama de productos "naturales" que complementan el correcto hábito alimenticio; no obstante, no presentan ningún aval que los respalde. Por tanto, la implantación de una dieta milagro o producto pueden ocultar la verdad, y puede hasta incurrir en muchas ocasiones en la generación de peligro para la salud. Así, entre los productos milagro puestos a la disposición del consumidor son comunes aquellos que:

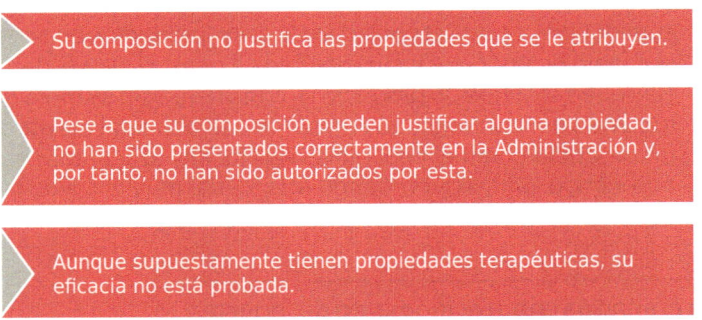

Su composición no justifica las propiedades que se le atribuyen.

Pese a que su composición pueden justificar alguna propiedad, no han sido presentados correctamente en la Administración y, por tanto, no han sido autorizados por esta.

Aunque supuestamente tienen propiedades terapéuticas, su eficacia no está probada.

En cuanto a las denominadas dietas milagro, indicar que su efectividad puede ser **casual,** así como **momentánea,** produciendo **cambios en el metabolismo del usuario,** lo que propicia posteriormente un aumento de peso mayor, ya que no intenta pautar unos hábitos de alimentación correctos, sino buscar una pérdida momentánea de líquido, grasa o incluso masa muscular. Así, las dietas milagro pueden ser clasificadas de la siguiente forma:

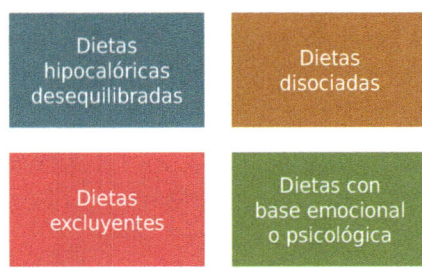

Dietas hipocalóricas desequilibradas

Dietas disociadas

Dietas excluyentes

Dietas con base emocional o psicológica

Dietas hipocalóricas desequilibradas

Se trata de dietas pensadas para una reducción de peso inmediata, poniendo en riesgo la salud del personal que las sigue. Estas dietas se basan en un aporte energético muy bajo, que puede provocar la no asimilación de nutrientes fundamentales.

Algunas de estas dietas tienen nombre propio, destacando las siguientes:

Dieta de la Clínica Mayo

(No tiene nada que ver con esta clínica. El nombre fue dado para que se asociara a una dieta de prestigio y seriedad). Dieta basada en el consumo de alimentos integrales, frutas, verduras, proteínas y grasas saludables sin restricciones. En definitiva, comer cualquier alimento que no aporte calorías o su aporte sea muy bajo, sin que suponga en su totalidad más de 800 kcal/día.

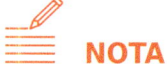 **EJEMPLO**

Desayuno: infusión, pieza de fruta y dos huevos duros en el desayuno.

Almuerzo: huevos duros, carne magra con alguna verdura e infusión para acompañar.

NOTA

Este tipo de dietas puede relacionarse, por ejemplo, con un importante déficit de calcio.

Dieta "toma la mitad"

Se basa en la afirmación simple de "coma la mitad". De esta forma se consigue adelgazar, pero no se asegura una ingesta suficiente de nutrientes. Así, en dietas que aportan menos de 1.500 kcal/día, no se puede garantizar que se cubran las necesidades nutritivas recomendadas. Por tanto, el uso prolongado de este tipo de dietas requiere de un aporte extra de micronutrientes.

Dietas disociadas

Este tipo de dietas se basa en la idea de que los productos acumulados debidos a las funciones digestiva y metabólica pueden no ser bien eliminados, convirtiéndose en dañinos. Así, el consumo excesivo de carnes o el consumo excesivo de carbohidratos refinados son dos factores que deben considerarse, indicándose como reglas de este tipo de dietas las siguientes:

- No comer carbohidratos con proteínas o frutas ácidas en la misma comida.
- Las frutas, hortalizas y ensaladas deben consumirse como parte principal de la dieta.
- Las proteínas, el almidón y las grasas serán consumidas en cantidades muy limitadas.
- Eliminar los alimentos refinados y procesados, y apostar por aquellos que son integrales.

La base de esta dieta subyace en que las proteínas tienen que ser digeridas en un ambiente ácido; por el contrario, los hidratos de carbono requieren un ambiente alcalino para ser digeridos, entre otros principios que, de hecho, no tienen ninguna prueba científica, ya que en realidad casi todos los alimentos son en sí mismos combinaciones y no por ello existen dificultades para su digestión.

Algunas de las dietas disociadas más conocidas son:

- Dieta disociada de Hay.
- Régimen de Shelton.
- Régimen de Antoine.
- Dieta del ejército israelí.
- Método para adelgazar de los doctores Eades.
- Dita de Montignac.
- Dieta de las tres columnas.
- La antidieta.

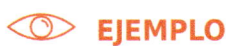 **EJEMPLO**

Un ejemplo de este tipo de dietas se basa en las siguientes combinaciones:

Continúa en página siguiente >>

<< Viene de página anterior

	1	2	3	4	5	6	7	8	9	10	11	12	13	14	15
1	Sí	Sí	No	No	No	No	No	No	No	Sí	Sí	No	No	No	No
2	Sí	Sí	Sí	Sí	Sí	/	/	/	No	No	Sí	Sí	No	Sí	No
3	No	Sí	Sí	/	Sí	No	No	Sí	No	Sí	Sí	No	/	No	No
4	No	Sí	/	Sí	Sí	/	Sí	Sí	Sí	Sí	Sí	No	/	No	/
5	No	Sí	Sí	Sí	Sí	Sí	Sí	No	Sí	Sí	Sí	/	/	/	No
6	No	/	No	/	Sí	Sí	Sí	No	Sí	Sí	No	/	/	/	/
7	No	/	No	Sí	Sí	Sí	Sí	Sí	Sí	Sí	Sí	No	Sí	/	Sí
8	No	/	Sí	Sí	No	No	Sí	Sí	Sí	Sí	Sí	Sí	Sí	Sí	No
9	No	No	No	Sí	Sí	Sí	Sí	Sí	Sí	Sí	Sí	No	/	/	Sí
10	Sí	No	Sí	Sí	Sí	Sí	Sí	Sí	Sí	Sí	Sí	No	No	No	Sí
11	Sí	Sí	Sí	Sí	Sí	No	Sí	Sí	Sí	Sí	Sí	/	Sí	No	/
12	No	Sí	No	No	/	/	No	Sí	No	No	/	Sí	Sí	/	No
13	No	No	/	/	/	/	Sí	Sí	/	No	Sí	Sí	Sí	/	No
14	No	Sí	No	No	/	/	/	Sí	/	No	No	/	/	Sí	No
15	No	No	No	/	No	/	Sí	No	Sí	Sí	/	No	No	No	Sí

1. Frutas ácidas
2. Frutas semi ácidas
3. Frutas dulces
4. Frutos oleginosos
5. Cereales
6. Legumbres y germinados
7. Hortalizas
8. Feculosas
9. Verduras
10. Ajos y cebollas
11. Huevos
12. Leche
13. Mantequilla
14. Queso
15. Carnes y pescados

CÓMO UTILIZAR ESTA TABLA

La idea es no mezclar alimentos incompatibles, de la siguiente forma:

1. Busca el primer alimento de la descripción de arriba y apunta el número del grupo al que pertenece.
2. Busca el segundo alimento de la descripción de arriba y apunta el número del grupo al que pertenece.
3. En la tabla de abajo cruza los 2 números y obtendrás como resultado Sí , No o / .

- Cuando salga Sí puedes mezclarlos sin problemas y seguirás perdiendo peso.
- Si sale No no debes mezclarlos en una misma comida bajo ningún concepto porque te engordarán.
- Si sale / significa que puedes mezclarlos cuando quieras mantener el peso pero no cuando quieras adelgazar.

Dietas excluyentes

Se trata de dietas que eliminan la ingesta de algún nutriente, que no tienen ningún fundamento nutricional, y pueden incluso ocasionar graves problemas de salud. Dentro de las dietas excluyentes, se diferencian tres tipos:

➲ Las que son ricas en grasa, eliminando los hidratos de carbono
➲ Las ricas en hidratos de carbono, eliminando las proteínas y grasas.
➲ Las ricas en proteínas, sin hidratos de carbono ni grasa.

Dichas dietas han tomado gran relevancia en la actualidad, y podemos citar como ejemplos las siguientes:

➲ Dieta de Atkins.
➲ Dieta de Pemmington.
➲ Dieta Lutz.
➲ Dieta de South Beach.

Dietas con base emocional o psicológica

En ocasiones, el consumo excesivo de nutrientes se relaciona con un desequilibrio emocional, por lo que tratar dicho desequilibrio puede afectar a aminorar dicha necesidad y, con ello, bajar de peso. No obstante, la formulación de muchas de estas dietas no tiene ninguna base, ni psicológica ni nutricional.

Un ejemplo de este tipo de dietas es la denominada "dieta mental", basada en la premisa "imagínate delgado, sé delgado", la dieta promete en tres semanas un perfecto control del peso, además, para siempre. Como técnicas en el proceso de esta dieta están la relajación y la mejora de la autoestima.

NOTA

Además de las dietas citadas, cada día aparecen nuevos tipos, como las denominadas **monodietas** (basadas en el consumo de un único tipo de alimentos) o las dietas líquidas.

Algunas de estas dietas, muy populares en la actualidad, son la dieta Dukan o la dieta de la mochila o sonda.

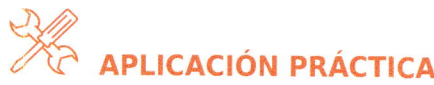

APLICACIÓN PRÁCTICA

Hasta uno de los centros de salud, nutrición y dietética LSCA llega un nuevo cliente. Este indica que ha llegado a tener apenas hace dos meses un índice de masa corporal de 23,5, pues ha seguido una dieta basada en la ingesta de proteínas, excluyendo productos como los lípidos y los hidratos de carbono. Pero, al dejarla, en este tiempo ha vuelto a un índice de masa corporal de 26. Además, manifiesta un alto nivel de colesterol en sangre.

El usuario indica que requiere volver a perder dicho peso, pero de manera inmediata.

Como nutricionista, ¿qué premisas deberás indicar al cliente? Indica además qué dieta recomendarías.

Solución

El estado de salud del paciente, así como sus indicaciones, hace evidente que el usuario ha seguido una de las denominadas dietas milagro. Esta dieta, aunque ha propiciado una pérdida de peso inmediata, ha disparado sus niveles de colesterol, asociados en este caso seguramente por el exceso de carne roja.

Este usuario deberá implantar una dieta equilibrada, en función de sus necesidades fisiológicas, así como actividad física, siendo ideal la implantación de la dieta mediterránea.

En ningún momento deberá dejar de consumir productos como las grasas, el pan, los frutos secos y la fruta, ya que son una excelente fuente de hidratos de carbono, grasas monoinsaturadas, minerales y vitaminas. Además, su ingesta regular permite la asimilación de ciertas vitaminas.

- -

ACTIVIDAD COMPLEMENTARIA

9. Son muchas las dietas milagro presentadas. Así, por ejemplo, dentro de las denominadas dietas disociadas, se han citado algunas como la dieta disociada de Hay, el régimen de Shelton, el régimen de Antoine o la dieta del ejército israelí.

Continúa en página siguiente >>

<< Viene de página anterior

Haciendo uso de fuentes de internet o publicaciones especializadas, lleva a cabo un análisis de los fundamentos de dichas dietas.

- -

TAREA 8

Una afamada cadena de cuidado y nutrición expone en su web una dieta basada en la comercialización de sus productos. En ella se sustituyen los alimentos por zumos o batidos, nutricionalmente equilibrados, que sustituirán a las comidas, así como también aperitivos varios, con el fin de evitar los picos de ansiedad.

Con dicha dieta se garantiza una pérdida de peso de aproximadamente 1,5 kg a la semana, así como mantener unos niveles correctos de colesterol, azúcares, minerales y vitaminas en sangre.

Teniendo en cuenta los principios citados, ¿crees que se corresponden con una dieta milagro? Justifica tu respuesta.

- -

9. Resumen

Se considera que una alimentación es saludable si:

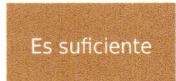 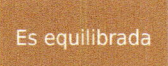 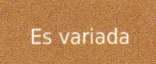 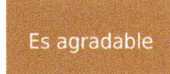

Al mismo tiempo deberá cumplir con principios relacionados con la adecuada ingesta recomendada, sobre todo, de nutrientes energéticos, ya que un exceso de estos derivaría en problemas relacionados con el sobrepeso y la obesidad, la diabetes, etc.

En la formulación de unos hábitos alimentarios correctos, se indica la siguiente proporción adecuada de nutrientes:

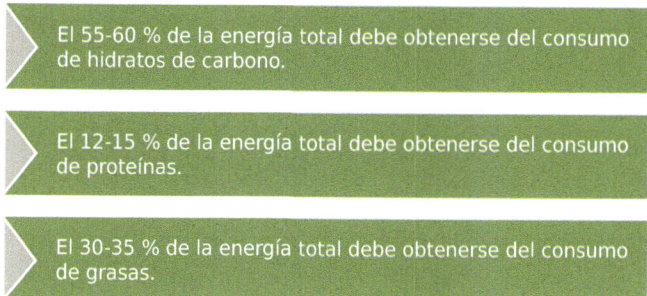

El 55-60 % de la energía total debe obtenerse del consumo de hidratos de carbono.

El 12-15 % de la energía total debe obtenerse del consumo de proteínas.

El 30-35 % de la energía total debe obtenerse del consumo de grasas.

En cuanto al aporte de minerales y vitaminas, una alimentación equilibrada y variada cubrirá las necesidades mínimas.

Las guías alimentarias o dietéticas se definen como los documentos de divulgación que muestran las pautas necesarias para educar y orientar a la población para conseguir los objetivos nutricionales. Un ejemplo de guía la proporciona la Sociedad Española de Nutrición Comunitaria (SENC), y es representativa por el uso de la denominada pirámide nutricional.

Como pautas alimentarias cabe destacar las bases de la denominada dieta mediterránea, que destaca por el uso de grasas monoinsaturadas, la proporcionalidad de ingredientes y la riqueza en micronutrientes, asociada al uso de verduras de temporada, hierbas aromáticas y condimentos.

Finalmente, es importante dar a conocer la importancia del seguimiento de unas guías nutritivas adecuadas, huyendo de las falsas dietas o dietas milagros, así como las recomendaciones sin base científica fundamentadas en mitos. De este modo, hay que hacer frente a afirmaciones como que los cereales integrales adelgazan, que los productos *light* no aportan calorías o que beber agua durante las comidas engorda. Además, nunca habrá que basar la alimentación en propuestas pretenciosas, que normalmente serán perjudiciales para la salud. Entre este tipo de dietas estarían:

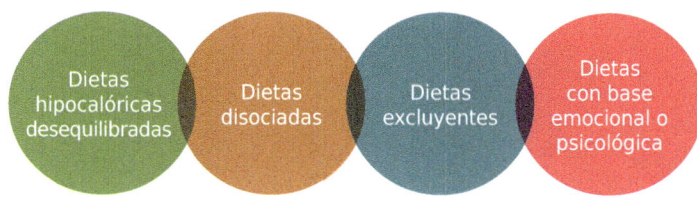

Dietas hipocalóricas desequilibradas

Dietas disociadas

Dietas excluyentes

Dietas con base emocional o psicológica

Ejercicios de autoevaluación
Unidad de Aprendizaje 4

1. **Indica cuáles de los siguientes principios se relacionan con una alimentación saludable:**

    a. Ser suficiente.
    b. Ser abundante.
    c. Ser equilibrada.
    d. Ser variada.
    e. Ser agradable.

2. **Son alimentos plásticos...**

    a. ... las proteínas.
    b. ... los hidratos de carbono.
    c. ... los lípidos.
    d. ... los minerales y las vitaminas.

3. **A grandes rasgos, se estima que las necesidades diarias de hidratos de carbono para un adulto son de...**

    a. ... entre 2 y 3 g/kg.
    b. ... entre 4 y 5 g/kg.
    c. ... entre 6 y 9 g/kg.
    d. ... entre 11 y 13 g/kg.

4. **Se estima que una dieta es proporcional siempre que...**

    a. ... el 55-60 % de la energía se obtenga de los hidratos de carbono, el 12-15 % de las grasas y el 30-35 % de las proteínas.
    b. ... el 30-35 % de la energía se obtenga de los hidratos de carbono, el 55-60 % de las proteínas y el 12-15 % de las grasas.
    c. ... el 55-60 % de la energía se obtenga de los hidratos de carbono, el 30-35 % de las grasas y el 12-15 % de las proteínas.
    d. ... el 12-15 % de la energía se obtenga de los hidratos de carbono, el 30-35 % de los hidratos de carbono y el 55-60 % de las proteínas.

5. **Indica si las siguientes afirmaciones son verdaderas o falsas según los principios de la dieta mediterránea:**

   a. El aceite de oliva será un alimento restringido en esta dieta, por su alto nivel calórico.

      ■ Verdadero
      ■ Falso

   b. Los frutos secos y legumbres deberán ser sustituidos por frutas y verduras aportando un porcentaje menor de hidratos de carbono.

      ■ Verdadero
      ■ Falso

   c. La dieta mediterránea es un claro ejemplo de dieta disociada.

      ■ Verdadero
      ■ Falso

   d. Esta dieta recomienda el consumo diario de productos lácteos, principalmente yogur y quesos.

      ■ Verdadero
      ■ Falso

6. **La dieta mediterránea estima que...**

   a. ... el consumo de carne roja sea diario, así como el consumo de pescado azul.
   b. ... el consumo de pescado azul se lleve a cabo al menos dos veces por semana.
   c. ... el consumo de huevo no será mayor a dos unidades por semana.
   d. ... el consumo de dulces o pasteles se podrá convertir en habitual, siempre que sean caseros.

7. **El denominado bocio endémico se asocia con:**

   a. La falta de flúor.
   b. La carencia de yodo.

c. El exceso de vitamina B1.
d. La falta de hierro, ácido fólico y vitamina B12.

8. Para combatir la diabetes mellitus, se deberá...

a. ... asegurar una ingesta alta de proteínas.
b. ... evitar ciertos carbohidratos de absorción rápida, así como limitar el consumo de grasas saturadas y grasas trans.
c. ... imponer una dieta basada en alimentos vegetales.
d. Todas las opciones son incorrectas.

9. Un individuo que presente un peso de 75 kg y una talla de 1,78 m, presentará un IMC de:

a. 21,58
b. 22,64
c. 23,73
d. 24,81

10. Indica si las siguientes afirmaciones son verdaderas o falsas:

a. Toda dieta saludable eliminará el consumo de lípidos de su ingesta.

  ◼ Verdadero
  ◼ Falso

b. El consumo de agua será recomendable en las comidas, ayudando a perder peso siempre que se tome antes de la ingesta de comida.

  ◼ Verdadero
  ◼ Falso

c. Los cereales integrales adelgazan.

  ◼ Verdadero
  ◼ Falso

d. Los suplementos vitamínicos son recomendables, y garantizan así los niveles correctos de minerales y vitaminas.

- Verdadero
- Falso

Aplicación de las medidas nutritivas básicas para las diferentes etapas de la vida

Contenido

1. Introducción
2. Alimentación infantil
3. Alimentación en la adolescencia
4. Alimentación del adulto
5. Alimentación en la tercera edad
6. Resumen

Objetivos

El objetivo general de esta Unidad de Aprendizaje es:

→ Conocer los requerimientos nutricionales en las diferentes etapas de la vida, facilitando el diseño de unas pautas alimenticias correctas.

Los objetivos específicos de esta Unidad de Aprendizaje son:

→ Definir los requerimientos alimentarios en edad infantil.

→ Especificar las características alimentarias durante la adolescencia.

→ Detallar las necesidades nutricionales y alimentarias de los adultos.

→ Reconocer los requerimientos alimentarios propios de la tercera edad.

1. Introducción

Para implantar unos hábitos alimentarios adecuados es fundamental conocer las características propias del usuario, así como su actividad. No obstante, se puede hablar de unos requerimientos comunes, en función de las distintas etapas de la vida o situaciones, diferenciando entre la etapa infantil, la adolescencia, la edad adulta y la tercera edad. Al mismo tiempo, en dichas etapas es fundamental contemplar aspectos como el embarazo, situación específica y propia de la mujer.

Existen muchos mitos sobre los correctos hábitos alimentarios, por lo que, a través de esta unidad, se pretende dar cabida a las informaciones actuales y estudios recientes sobre dichos requerimientos, teniendo muy presente las indicaciones dadas por grandes colectivos o sociedades, como la Sociedad Española de Nutrición Comunitaria (SENC) o la Agencia Española de Seguridad Alimentaria y Nutrición (AESAN).

Basándonos en estas premisas, y para ofrecer una mayor practicidad al estudio de las dietas durante las diferentes etapas de la vida, expondremos los ejemplos o casos acontecidos en los centros de salud, nutrición y dietética LSCA.

2. Alimentación infantil

👉 HILO CONDUCTOR

En los centros de salud, nutrición y dietética LSCA, se tiene implantado un programa nutricional infantil, que pretende incentivar el consumo de cereales, hortalizas y frutas como base fundamental en su alimentación. Dicho programa, además, contempla una actividad física adecuada, así como unos métodos de cocinado bajos en grasas, y pretende eliminar por completo el consumo de fritos y alimentos ultraprocesados (embutidos, bollería industrial, etc.).

Cronológicamente, cuando se hace referencia a edad infantil se tienen presentes los requerimientos nutricionales del colectivo que abarca desde la edad pediátrica hasta la adolescencia (de 0 a 12 años aproximadamente), siendo uno de los periodos más importantes en cuanto al desarrollo neuronal y crecimiento del individuo. Al mismo tiempo, la fisiología de este colectivo los hace más vulnerables al disponer de un menor depósito de reserva nutritiva.

La alimentación en esta etapa se considera fundamental en cuanto a la implantación de unos hábitos alimenticios correctos y saludables, ya que persistirán durante toda su vida.

2.1. Requerimientos nutricionales

Los requerimientos nutricionales en la edad infantil son mayores que en cualquier otra etapa de la vida debido al gasto energético que supone el desarrollo o crecimiento.

Estos requerimientos son, a su vez, dependientes de distintos componentes, como son:

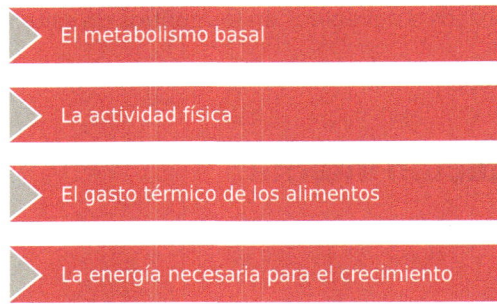

El metabolismo basal

La actividad física

El gasto térmico de los alimentos

La energía necesaria para el crecimiento

En función de esto, se estiman las siguientes recomendaciones energéticas en niños:

Recomendaciones energéticas en edad infantil			
Edad (años)	Energía		
	(kcal/kg)	Kcal	(rango)
De 1 a 3 años	102	1.300	De 900 a 1.800
De 4 a 6 años	90	1.800	De 1.300 a 2.300
De 7 a 10 años	70	2.000	De 1.650 a 3.300

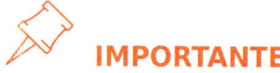 **IMPORTANTE**

A partir de dos años, la distribución calórica indicada como adecuada se corresponde con la del adulto, suponiendo:

- Hidratos de carbono: 50-60 %.
- Grasas: 30-35 %.
- Proteínas: 10 %.

Una ingesta correcta establece, además, unas recomendaciones propias que veremos a continuación.

Proteínas

La ingesta recomendada de proteínas establece una disminución según el proceso de crecimiento sin requerirse una aportación específica, ya que con una dieta habitual se cubren las exigencias.

Un aporte adecuado sería el siguiente:

Recomendaciones de proteínas en edad infantil		
Edad (años)	**Proteína**	
	g	**g/kg**
De 1 a 3 años	16	1,2
De 4 a 6 años	24	1,2
De 7 a 10 años	28	1,0

Hidratos de carbono

La ingesta recomendada de hidratos de carbono durante la infancia no deberá superar los 130 g/día. De estos 130 g, los azúcares simples no serán superiores el 10 %, por tanto, la ingesta de azúcares simples no deberá ser superior a 13 g/día.

Lípidos

La ingesta recomendada de lípidos o ácidos grasos se establece entre 30 y 40 g al día, diferenciando entre los siguientes ácidos grasos:

- Ácidos grasos saturados -> Entre el 7 y el 8 % de la energía total.
- Ácidos grasos monoinsaturados -> Entre el 15 y el 20 % de la energía total.
- Ácidos grasos poliinsaturados -> Entre el 7 y el 8 % de la energía total.
- Ácidos grasos esenciales -> Entre el 3 y el 6 % de la energía total.

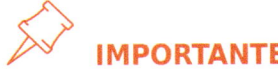 **IMPORTANTE**

La ingesta de colesterol no debe superar los 300 mg/día.

Vitaminas

La ingesta recomendada de vitaminas va disminuyendo con el crecimiento. Así, se establecen los siguientes datos representativos:

Recomendaciones de vitaminas en edad infantil

Edad (años)	Vitaminas liposolubles				Vitaminas hidrosolubles						
	A (µg)	D (µg)	E (α-TE mg)	K (µg)	C (mg)	Tiamina (mg)	Riboflavina (mg)	Niacina (mg)	B6 (mg)	Folato (µg)	B12 (µg)
De 1 a 3 años	400	5	6	15	40	0,5	0,5	6	0,5	150	0,9
De 4 a 6 años	500	7	7	20	45	0,6	0,6	8	0,6	200	1,2
De 7 a 10 años	700/800	7	7	36	45	0,9	0,9	12	1,0	300	1,8

Minerales

La ingesta recomendada de minerales va disminuyendo con el crecimiento. Así, se establecen los siguientes datos representativos:

Recomendaciones de minerales en edad infantil				
Edad (años)	**Minerales**			
	Ca (mg)	Fe (mg)	Zn (mg)	I (µg)
De 1 a 3 años	500	10	10	70
De 4 a 6 años	800	10	10	90
De 7 a 10 años	1.300	10	10	120

2.2. Requerimientos alimenticios

Para un correcto estudio, podemos diferenciar los requerimientos alimenticios del público infantil en tres fases:

- **Etapa de transición (de 1 a 3 años)**: en la etapa de transición, el niño adquirirá los hábitos alimentarios, empezando a mezclar alimentos con diferentes sabores, texturas, etc. Se establecerán un mayor abanico en torno a las técnicas culinarias utilizadas en la transformación de los alimentos. Se establecerá un número determinado de comidas, así como de platos en cada comida, siendo lo habitual dos diferentes (primer y segundo plato). De esta forma, se persigue:

  - Mantener un ritmo de crecimiento y desarrollo adecuado.
  - Potenciar la diversidad de la dieta.
  - Ofrecer una mayor variedad en la preparación y presentación de alimentos.

  En ningún caso se aceptarán conductas caprichosas, que propiciarán la ingesta excesiva de energía, proteínas y lípidos (principalmente grasas saturadas) e insuficiente de glúcidos.

- **Etapa de preescolarización (de 4 a 6 años)**: en la etapa de preescolarización, el niño ya conoce los alimentos, así como su combinación, por lo que se deberá incidir en la importancia de una correcta elección, pues, aunque comience a mostrar preferencias propias, debe ser orientado hacia una correcta alimentación.

⟳ **Etapa escolar (de 7 a 12 años):** será necesario distribuir la ingesta de alimentos de acuerdo al nivel de actividad del niño. Es habitual que el mayor volumen se desarrolle por la mañana, por lo que el desayuno debe pasar a ser una importante fuente de alimentación.

 IMPORTANTE

El aporte energético y nutritivo se debe dividir en cinco comidas, intentando establecer un horario regular que evite comer entre tomas. Una distribución correcta sería:

- Desayuno: 25 %
- Media mañana: 10 %
- Almuerzo: 30 %
- Merienda: 10 %
- Cena: 25 %

 TAREA 9

El centro de estudios HVA tiene una oferta académica que cubre las edades comprendidas entre 1 y 10 años. Su oferta también incluye servicio de comedor, por lo que la dirección ha establecido distintas horas para su ofrecimiento, diferenciando entre los niños de 1 a 5 años y los de edades comprendidas entre 5 y 10 años. Así, hay dos turnos de comida en función de las necesidades propias de los niños.

¿Se actúa de forma correcta con la implantación de dicha medida?

Justifica tu respuesta.

3. Alimentación en la adolescencia

☞ HILO CONDUCTOR

Muchos de los usuarios de los centros de salud, nutrición y dietética LSCA son padres de niños y niñas de edad adolescente que pretenden dar a sus hijos una alimentación adecuada, cubriendo así sus necesidades nutricionales y evitando formar parte de las listas cada vez más abultadas de obesidad.

Sin embargo, no siempre se pueden plantear unos hábitos correctos, pues esta no es la fase en la que se educa el paladar, sino en la infancia.

La adolescencia es la época de la vida que marca la transición entre la infancia y el estado adulto; es un periodo en el que acontecen importantes cambios en el ser humano. El crecimiento relativamente uniforme que tiene lugar durante la infancia se altera de forma repentina por un aumento de la velocidad de crecimiento asociada a cambios hormonales, cognitivos y emocionales. Durante la adolescencia se desarrolla la identidad personal y un sistema de valores único y distinto al de los padres, a la vez que se produce la adaptación a un nuevo cuerpo que cambia en forma, tamaño y capacidad fisiológica. Todos estos cambios tienen efectos directos en el estado nutricional, por lo que la adolescencia es una etapa de una **gran vulnerabilidad nutricional** debido a la gran demanda de nutrientes y calorías por el rápido aumento del crecimiento físico y desarrollo en un periodo relativamente corto de tiempo. Además, acontecen cambios en el estilo de vida y en los hábitos dietéticos de los adolescentes que afectan a su ingesta de alimentos.

El crecimiento en la adolescencia tampoco es homogéneo, y se distinguen dos fases: una aceleración importante durante el primer año y medio del periodo puberal y una desaceleración progresiva durante los tres años siguientes. El estirón puberal muestra diferencias en ambos sexos, tanto en su cronología como en su intensidad, diferenciando entre sexos.

SEXO FEMENINO	SEXO MASCULINO
- De 10 a 13 años con un crecimiento de 8,5 cm al año.	- De 12 a 15 años con un crecimiento de 9,5 cm al año.

Durante el desarrollo puberal se producen cambios en la composición corporal. La maduración sexual de las niñas se relaciona con la adquisición de un determinado porcentaje de grasa corporal; este es de 20-28 % en mujeres, mientras que en varones es del 10-18 %. La maduración sexual de los niños se relaciona, en cambio, con la adquisición de un determinado porcentaje de masa muscular que puede representar 60-65 kg en hombres y 45-50 kg en mujeres.

También son muchos los factores que influyen en los estilos de vida de los adolescentes: personales, sociales o culturales, etc., que pueden modificar su conducta alimentaria.

3.1. Requerimientos nutricionales

Los estudios de requerimientos nutricionales en adolescentes son muy limitados y las ingestas recomendadas suelen indicarse en función de la edad cronológica, que no siempre coincide con la edad biológica. Los mayores requerimientos aparecen de los 14 a los 18 años (2.ª fase de la adolescencia), tanto en niños como en niñas, aunque las necesidades nutricionales difieren según el sexo. No obstante, de forma generalizada, las necesidades energéticas son muy elevadas, pudiendo establecerse como ingestas recomendadas representativas las siguientes:

➲ **Ingestas recomendadas. Kilocalorías**: las necesidades energéticas en la adolescencia son muy altas. Diferenciándose entre edades y sexo, se indican las siguientes ingestas diarias recomendadas:

Ingestas recomendadas. Kilocalorías			
Edad	**Indicación**	**Por kg**	
11-14	2.200	47	Sexo femenino
15-19	2.200	40	Sexo femenino
11-14	2.500	55	Sexo masculino
15-19	3.000	45	Sexo masculino

➲ **Ingestas recomendadas. Proteínas**: la ingesta recomendada de proteínas también es mayor que en las épocas previas, y diferentes según el sexo, debido a un mayor crecimiento y proporción de masa corporal magra en el varón.

Ingestas recomendadas. Proteínas g/día			
Edad	**Indicación**	**Por kg**	
9-13	44	0,94	Sexo femenino
14-18	46	0,81	
9-13	45	0,98	Sexo masculino
14-18	59	0,86	

⊃ **Ingestas recomendadas. Vitaminas**: la ingesta recomendada de vitaminas en los adolescentes es significativa en relación a las descritas en la edad infantil, y son representativas las siguientes indicaciones:

Ingestas recomendadas. Vitaminas				
Vitamina	**De 9 a 13 años**		**De 14 a 18 años**	
	Sexo masculino	**Sexo femenino**	**Sexo masculino**	**Sexo femenino**
A (µg)	900	700	900	700
D (µg)	5	5	5	5
E (mg)	11	11	15	15
K (µg)	60	60	75	75
C (mg)	45	45	75	65
Tiamina (mg)	0,9	0,9	1,2	1
Riboflavina (mg)	0,9	0,9	1,3	1
Niacina (mg)	12	12	16	14
B6 (mg)	1	1	1,3	1,2
Folato (µg)	300	300	400	400
B12 (µg)	1,8	1,8	2,4	2,4
Pantotenato (mg)	4	4	5	5
Biotina (mg)	20	20	25	25

◯ **Ingestas recomendadas. Minerales**: en cuanto a los minerales, el establecimiento de la ingesta adecuada de calcio es crucial durante la adolescencia para cubrir el crecimiento y el desarrollo físicos. El calcio es el principal constituyente de la masa ósea. Es importante para el desarrollo de masa ósea densa y la reducción del riesgo de fracturas y osteoporosis a lo largo de la vida. La ingesta recomendada de calcio aumenta a 1.300 mg/día durante toda la adolescencia, al igual que su grado de absorción, que es del 75 %.

Ingestas recomendadas. Minerales

Minerales	De 9 a 13 años		De 14 a 18 años	
	Sexo masculino	Sexo femenino	Sexo masculino	Sexo femenino
Calcio (mg)	1.300	1.300	1.300	1.300
Cobre (µg)	700	700	890	800
Flúor (mg)	2	2	3	3
Fósforo (mg)	1.250	1.250	1.250	1.250
Hierro (mg)	12	15	12	15
Magnesio (mg)	240	240	410	360
Manganeso (mg)	1,9	1,6	2,2	1,6
Selenio (µg)	40	40	55	55
Yodo (µg)	150	150	150	150
Zinc (mg)	8	8	11	8

3.2. Requerimientos alimenticios

La alimentación en la adolescencia puede presentar diversos problemas adicionales relacionados con la época de cambios que supone esta etapa de la vida. Entre ellos, la instauración de formas no convencionales de alimentación como son irregularidades en los patrones habituales de comidas, el abuso de comidas rápidas, el consumo de alcohol, las dietas vegetarianas o de otro tipo. Asimismo, hay una mayor incidencia de trastornos de la conducta alimentaria como la anorexia o la bulimia, el temor a la obesidad, etc.

En el adolescente se recomienda comer la mayor variedad posible de alimentos y guardar un equilibrio energético entre lo que se ingiere y la actividad física que se realiza. La dieta debe ser abundante en cereales, verduras y frutas; pobre en grasa total, grasa saturada y sal, y debe suministrar calcio, hierro y vitaminas, necesarias para satisfacer los requerimientos de un organismo en crecimiento.

Para dar cumplimiento a estos principios, se puede hacer uso de los **principios de la pirámide nutricional** ideada en última instancia por la Sociedad Española de Nutrición Comunitaria (SENC), habiendo añadido una nueva base en la que se indican algunas recomendaciones asociadas a unos hábitos de vida saludable, como son: prestar atención al equilibrio emocional, establecer unas pautas diarias de ejercicio físico, preocuparse por el balance energético, aplicar técnicas culinarias saludables e ingerir agua.

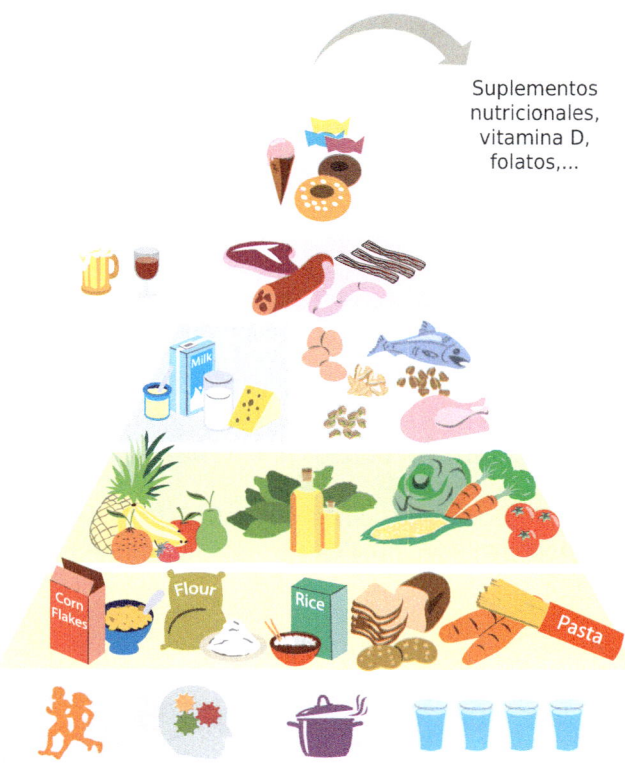

**Pirámide nutricional.
Sociedad Española de Nutrición Comunitaria (SENC)**

A continuación vamos a analizar los principios de cada grupo de alimentos de dicha pirámide.

La ingesta de alimentos se deberá fraccionar, estableciéndose de 3 a 5 comidas al día. Se deberá combinar con una actividad diaria de, al menos, unos 60 minutos, y se cuidarán aspectos relacionados con el equilibrio emocional y el balance energético. Deberán aplicarse técnicas culinarias saludables, en busca de una alimentación tradicional, basada en la variedad, haciendo uso de productos de cercanía, sostenible, equilibrada, confortable, en compañía y con tiempo. También se aplicarán técnicas culinarias saludables como al vapor, hervido, horneado, etc., y se hará una ingesta de líquidos suficiente, de dos a tres litros.

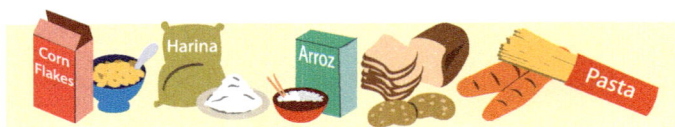

Este grupo de alimentos se corresponde con el aporte en hidratos de carbono. Debe estar presente en cada comida principal, considerando el grado de actividad física soportado.

Es recomendable el uso de granos integrales para la elaboración de harinas, pan, pastas, etc., así como arroz de grano entero (integral).

El consumo de legumbres tiernas, guisantes y habas es importante, ya que, además de ser ricas en hidratos de carbono, tienen efectos beneficiosos para la salud.

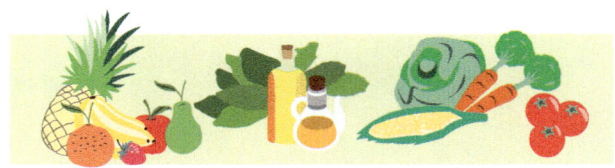

El consumo de verduras y frutas debería estar presente, al menos, en dos o tres de las ingestas realizadas a lo largo del día en un consumo de unas cinco raciones. El consumo de aceite también es muy importante, por los aportes que genera, siempre que sea aceite de oliva virgen extra.

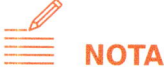

NOTA

Debemos tener presente que tanto estos productos como los del peldaño inferior deberían estar presentes en toda comida principal, constituyendo la base de la alimentación.

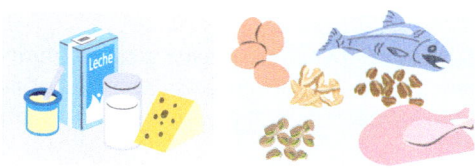

Las carnes blancas, los pescados, los huevos y las legumbres son fuentes de proteína, por lo que tienen que incorporarse a la dieta de 1 a 3 piezas diarias, alternándolas según el tipo. Por su lado, los frutos secos, y en especial las nueces, son una muy interesante opción en beneficio de la salud, como se ha comprobado científicamente.

En cuanto a los lácteos, se recomienda que estén presentes en la dieta con dos o tres raciones diarias, siendo aconsejable optar por opciones bajas en grasas, ya que un exceso de estas sería perjudicial para la salud, y por el contrario, el déficit de grasas en los lácteos puede relacionarse con la pérdida de elementos muy beneficiosos.

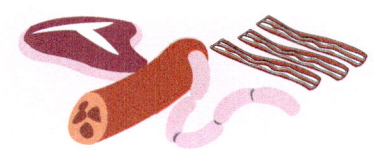

Las carnes rojas, carnes procesadas y embutidos deberán aparecer en la dieta de forma reducida, con un consumo opcional ocasional o moderado.

De consumirse este tipo de productos, se debe buscar la máxima calidad y optar por especies autóctonas. También es importante resaltar el principio de cocinado de estos productos, recordando que técnicas como la cocción a la plancha o al horno hacen que sean menos perjudiciales.

Finalmente, para neutralizar algunos de los elementos no deseables de este tipo de alimentos, se recomienda que su ingesta sea acompañada de verduras.

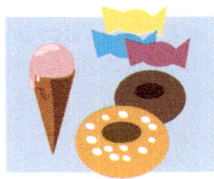

Los alimentos ricos en azúcares, grasas y sal deberán ser consumidos de forma muy ocasional. Al mismo tiempo se apostará por el consumo de aquellos realizados de forma artesanal y que presenten la máxima calidad.

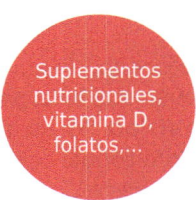

El consumo de suplementos nutricionales debe atender a patologías crónicas, intolerancias o alergias, y siempre han de estar supervisadas por profesionales de la salud.

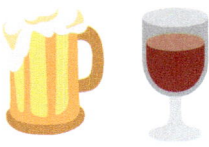

El consumo de bebidas fermentadas deberá ser opcional, moderado y responsable, quedando reservado para los adultos.

PARA SABER MÁS

Con el fin de profundizar sobre las recomendaciones alimentarias, el SENC propone una guía de alimentación saludable, en la que desarrolla aspectos relacionados con la planificación de un menú, la compra inteligente o incluso la descripción de las técnicas culinarias más seguras y saludables.

Podrás ver dicha guía a través del siguiente enlace:

https://redirectoronline.com/sanp034po0403

 ACTIVIDAD COMPLEMENTARIA

10. Dadas las necesidades nutricionales y alimenticias en la infancia y adolescencia, los centros escolares, en su oferta de comedor, deberán establecer unas pautas alimentarias correctas. Los organismos competentes llevarán a cabo un control exhaustivo.

    Vistas las irregularidades asociadas a esta gestión, realiza una búsqueda en internet o en publicaciones especializadas sobre los menús propuestos y aprobados por los organismos de control.

 TAREA 10

Hasta uno de los centros de salud, nutrición y dietética LSCA ha llegado una pareja de adolescentes (de distintos sexos), ella de 15 años y él de 16 años.

Continúa en página siguiente >>

<< Viene de página anterior

Su aspecto físico muestra un índice de masa corporal adecuado, no obstante, ella indica que en el último mes ha engordado 2 kg.

Para contribuir a su cuidado nutricional, desde la empresa LSCA se decide imponer una dieta general a ambos, incluyendo datos sobre métodos de cocinado y actividad física.

Desde el centro de salud, nutrición y dietética, ¿se ha actuado de forma correcta?, ¿se han especificado unas pautas y características alimentarias adecuadas para dichos individuos? Justifica tu respuesta.

----

4. Alimentación del adulto

☞ HILO CONDUCTOR

Para imponer una alimentación correcta en un adulto, es necesario conocer sus requerimientos nutricionales, que pueden depender de aspectos relacionados con su actividad física, su trabajo, su estado de salud, etc. Por ello, en los centros de salud, nutrición y dietética LCSA, además de llevar a cabo un estudio analítico del usuario, se impone la necesidad de realizar una entrevista en la que queda documentada toda esta información. De esta forma, se podrán dictaminar unas pautas alimentarias correctas.

Mientras que la alimentación en la infancia y adolescencia tiene un valor fundamental para el desarrollo y crecimiento del individuo, en la edad adulta estas necesidades aminoran, y toman protagonismo la prevención de enfermedades, así como un correcto funcionamiento fisiológico, evitando estados carenciales o patologías que pongan en riesgo la salud.

4.1. Requerimientos nutricionales y alimenticios

La nutrición de un adulto deberá procurar mantener un peso corporal adecuado, así como impedir la pérdida de nutrientes, ya que la carencia de ciertos nutrientes provoca la aparición de signos y síntomas clínicos, que puede desencadenar en una alteración de la capacidad para mantener las funciones fisiológicas fundamentales. Por tanto, el aporte nutricional debe cubrir tanto las exigencias diarias como las futuras, con el fin de lograr un adecuado estado biopsicosocial.

Las recomendaciones nutricionales se establecen para las distintas situaciones fisiológicas, la edad y el sexo, por lo que es necesario el estudio de los niveles de referencia. Así, podemos diferenciar los siguientes:

- **Requerimientos energéticos:** se debe obtener un balance de energía adecuado que permita alcanzar un peso corporal correcto. Para su estimación, es necesario el estudio de tres conceptos:

    - Cálculo de la tasa metabólica basal.
    - Conocer el efecto termodinámico específico de los alimentos.
    - Consumo energético en función de la actividad física.
    - Sobre la base del estudio de los requerimientos energéticos, se estima que, para el sexo femenino, los requerimientos energéticos son de 2.000 kcal/día y para el sexo masculino, de 2.500 kcal/día.

- **Requerimientos de proteínas:** el cuerpo tiene la capacidad de almacenar proteínas. Dicho almacenamiento puede verse afectado si no se lleva a cabo una ingesta adecuada. Así, si la ingesta energética está por debajo de los requerimientos, las proteínas se utilizarán para producir energía. En la actualidad hay cierto consenso en recomendar una ingesta de proteínas de 0,8 g/kg/día.

- **Requerimientos de carbohidratos:** los carbohidratos deben ser los nutrientes mayoritarios en la dieta. De ellos se obtiene la energía para el funcionamiento biológico que abarca en mayor o menor medida todo el organismo.
  Actualmente se recomienda una ingesta de hidratos de carbono que represente un 45-60 % de la ingesta energética total.

- **Requerimientos de grasas:** hay grasas que el cuerpo no puede sintetizar, por lo que deben ser aportadas. Se trata de los denominados ácidos grasos esenciales.
  Es necesario evitar una alta ingesta de grasas (especialmente saturadas) pues se relacionan directamente con patologías como diabetes, obesidad, cáncer, etc.
  En concreto, se recomienda una ingesta de grasas que represente un 20-35 % de la ingesta energética.

- **Requerimiento de agua:** el agua es imprescindible para las funciones fisiológicas de todo tipo y, por tanto, imprescindibles para la vida. Una hidratación adecuada es absolutamente esencial y según las guías alimentarias y estudios competentes se indica que, para la población adulta, las necesidades de agua oscilan entre 2,2 y 2,6 litros de agua al día en hombres, y 1,9 y 2,4 litros de agua al día en mujeres.

⮕ **Requerimiento de vitaminas y minerales:** estudios recientes ponen de manifiesto la gran importancia que tienen las vitaminas y minerales en las funciones vitales del organismo. Así, por ejemplo, una ingesta adecuada de calcio y vitamina D reduce el riesgo de osteopenia-osteoporosis, o un consumo adecuado de potasio mantendrá la presión arterial normal.

Una norma generalizada considera que una cantidad significativa se corresponderá con un 15 % de la cantidad recomendada en 100 g o 100 cc de producto, sabiendo que las frutas y verduras son las principales fuentes de micronutrientes.

⮕ **Requerimiento de fibra:** una dieta rica en fibra parece contribuir a la prevención de ciertas patologías relacionadas con la obesidad, enfermedades cardiovasculares, cáncer de colon, etc. No obstante, y pese a que estos beneficios no están asociados con certeza al efecto beneficioso de la ingesta de fibra, en la actualidad se considera que la dieta debe incluir fibra soluble e insoluble, estableciendo una recomendación para las personas adultas de unos 25 g de fibra alimentaria al día.

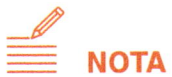

NOTA

En cuanto a la ingesta de alcohol, estudios recientes indican que un consumo moderado de alcohol en adultos se asocia a una menor mortalidad, debido a un descenso de las enfermedades cardiovasculares. No obstante, no se puede indicar que su ingesta sea requerida, por ello no se incluye en ninguna dieta.

Una ingesta moderada de alcohol puede corresponderse con:

- 200-300 cc de cerveza.
- 80-140 cc de vino.
- 30-40 cc de bebida alcohólica de alta graduación.

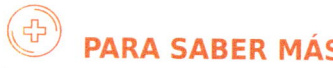 **PARA SABER MÁS**

Accede al siguiente enlace facilitado por el ministerio competente, en el que se muestran recomendaciones alimentarias, campañas de correcta alimentación, etc.

https://redirectoronline.com/sanp034po0404

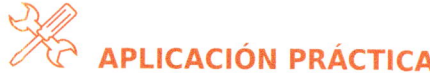 **APLICACIÓN PRÁCTICA**

Para afrontar la gestión de un centro de empresas, se ha decidido contar con el asesoramiento de uno de los centros de salud, nutrición y dietética LSCA.

Los menús establecidos deberán cubrir las necesidades alimentarias de un público adulto. El servicio es completo, e incluye desayuno, almuerzo y cena, aunque no siempre los trabajadores harán uso de ellos, pues depende de sus turnos de trabajo.

Para la gestión de dicho servicio, se ha planteado un menú mensual cerrado, que contempla las peculiaridades de ciertos colectivos (vegano, intolerante a lactosa y gluten, etc., como principales patologías).

Además, el menú contempla la modalidad de servicio, en este caso, un preservicio en bandejas termostáticas.

¿Se ha tomado una decisión correcta al respecto? Justifica tu respuesta.

Continúa en página siguiente >>

<< Viene de página anterior

Solución

Sí. El uso de preservicio en bandejas termostáticas garantiza un correcto volumen de servicio. Las bandejas deberán identificarse, mostrando un racionamiento adaptado a las necesidades específicas del usuario.

No en todas las etapas de la vida se requieren las mismas necesidades alimentarias; a su vez, hay diferencias entre las necesidades de los distintos colectivos (hombres, mujeres, deportistas, etc.). Por tanto, establecer un sistema de menú con preservicio en bandejas garantiza una ración adecuada. Además su identificación permitirá ajustar la ración, así como el menú. Este sistema es muy utilizado en centros hospitalarios, dado el control que supone sobre la ingesta realizada.

 TAREA 11

Hasta uno de los centros de salud, nutrición y dietética LSCA llega un nuevo usuario. Tal y como se tiene por protocolo, antes de la imposición de una dieta o pautas alimentarias, se lleva a cabo un análisis de sangre y orina con el fin de conocer cuál es su estado.

En este caso, la analítica es normal, destacando solo unos niveles de colesterol ligeramente altos.

Detalla los requerimientos nutricionales y alimentarios para este adulto, teniendo presente la incidencia observada.

5. Alimentación en la tercera edad

 HILO CONDUCTOR

Los requerimientos alimentarios de los ancianos no difieren en exceso, aunque su estado de salud y situación pueden provocar una menor apetencia, lo que puede acarrear problemas de déficit proteicos, vitamínicos o minerales.

Continúa en página siguiente >>

<< Viene de página anterior

Por ello, en los centros de salud, nutrición y dietética LSCA, además de imponer una dieta específica para cada anciano, según sus características, se lleva a cabo un seguimiento de su actividad. Por otro lado, las distintas elaboraciones para su consumo se adaptan a las posibilidades de masticación, deglución, etc.

Con la edad, el ser humano se vuelve más frágil y suele sufrir un declive progresivo de la mayoría de sus funciones corporales (visión, capacidades cognitivas, trastornos del equilibrio o la marcha, metabolismo y absorción, etc.). Ello puede comprometer la capacidad de conseguir y preparar los alimentos, así como el rendimiento metabólico de los nutrientes ingeridos. Además, el apetito en el anciano se ve disminuido debido a su menor actividad física, a problemas bucodentales que empeoran con la edad o a trastornos de su estado de ánimo. En consecuencia, las ingestas de nutrientes esenciales pueden resultar más bajas que las recomendadas.

Los principales factores que afectan al estado nutricional del anciano pueden ser de tres tipos. Por una parte, están los **cambios fisiológicos** asociados al propio proceso de envejecimiento, que son universales en todos los individuos y en los diferentes tejidos y órganos, aunque la intensidad y la velocidad de aparición pueden variar de unas personas a otras. En segundo lugar, están los **cambios debidos a la necesidad de adaptación** a las secuelas de intervenciones quirúrgicas sufridas con la edad, enfermedades crónicas, el consumo continuado de fármacos, etc. Y, por último, los **cambios socioeconómicos** asociados a factores medioambientales y al nuevo tipo de vida.

5.1. Requerimientos nutricionales

Cuanto mayor es la edad de la persona, más difícil es establecer las cantidades de energía y nutrientes que su organismo necesita para un perfecto funcionamiento, ya que depende, entre otras cosas, de las alteraciones en su capacidad de ingerir, digerir, absorber y utilizar nutrientes. No obstante, algunos estudios posibilitan tener una referencia al respecto.

Requerimientos energéticos

Las necesidades energéticas disminuyen aproximadamente un 30 % entre los 20 y los 80 años debido a la reducción gradual la actividad física, de la masa muscular y de la tasa metabólica basal.

Este es un factor que debe vigilarse en detalle, ya que adaptarse a esos menores requerimientos de energía mediante una reducción de la ingesta de alimentos puede conllevar un riesgo de deficiencias nutricionales, sobre todo de vitaminas y minerales. Por ello, el diseño adecuado de dietas para este colectivo es fundamental, y debe garantizarse una ingesta suficiente, dando prioridad a alimentos con alta densidad nutritiva que permitan cubrir las recomendaciones establecidas.

Edad (años)	Necesidades energéticas (kcal/día)	
	Sexo masculino	Sexo femenino
60-69	2.400	2.000
70-79	2.200	1.900
> 80	2.000	1.700

Requerimientos de proteínas

Los requerimientos de proteínas en los ancianos están ligeramente incrementados con respecto a la población adulta debido a la disminución de su compartimento muscular (lo que implica una menor disponibilidad de aminoácidos para la síntesis proteica), a la disminución de la ingesta calórica (lo que dificulta la utilización eficaz de las proteínas ingeridas) y a la presencia de infecciones y enfermedades crónicas (que suponen un mayor catabolismo proteico).

Se considera que un aporte suficiente de proteína en el anciano es de 1-1,25 g/kg peso corporal / día, y esta será preferentemente de alta calidad, sobre todo en personas con poco apetito. Esas ingestas recomendadas pueden verse incrementadas hasta 1,5 g/kg peso corporal / día en situaciones especiales como infecciones agudas, fracturas o intervenciones quirúrgicas, o disminuidas en el caso de alteraciones hepáticas o renales.

Requerimientos de carbohidratos

Las recomendaciones en ancianos son similares a las de la población adulta, es decir, 50-60 % de la energía total consumida, principalmente en forma de hidratos de carbono complejos; y de ese total de carbohidratos, menos del 10 % de hidratos de carbono simples. En las personas mayores, debido a su tendencia a desarrollar resistencia periférica a la insulina, es especialmente importante mantener ese límite de azúcares simples.

Requerimientos de grasas

Si no hay problemas de salud que justifiquen lo contrario, las recomendaciones en ancianos son similares a las del resto de la población: no deben sobrepasar el 30 % del total energético ingerido en un día, aunque se admite hasta un 35 % cuando la grasa mayoritaria es el aceite de oliva. Por otra parte, hay que tener en cuenta que una restricción importante de grasas disminuye la palatabilidad de las comidas y puede ocasionar una reducción de la ingesta total y de alimentos que, aunque sean ricos en grasa, también son importantes para la salud del anciano (carnes, pescados, lácteos o quesos) y cuya limitación supone un riesgo de deficiencia nutricional de proteínas, vitamina D, calcio, hierro, zinc, etc.

En cuanto al reparto de lípidos, es igual que el de la población general (ácidos grasos saturados: 7-8 %, poliinsaturados: 3-6 % y monoinsaturados: 15-20 %), y debe asegurarse el aporte diario de ácidos grasos esenciales por sus propiedades y efectos beneficiosos en situaciones de baja inmunidad y algunos tipos de demencia, así como para la prevención de enfermedades cardiovasculares, hipertensión arterial y diabetes tipo 2. Respecto al colesterol, su consumo debe ser inferior a 300 mg/día.

Requerimientos de fibra

La fibra dietética es esencial para garantizar una óptima función gastrointestinal.

Las recomendaciones de fibra para las personas mayores sanas oscilan entre 20 y 35 g/día. Sin embargo, un consumo excesivo de alimentos integrales o complementos dietéticos con fibra aumenta la excreción intestinal de algunos minerales (calcio, hierro, zinc) y puede ocasionar ciertas intolerancias gastrointestinales (flatulencias y distensión abdominal), por lo que algunos autores recomiendan reducir el consumo de fibra en los ancianos hasta 18-20 g/día.

Requerimientos de minerales

Con la edad disminuye la biodisponibilidad de micronutrientes, por lo que las necesidades de algunos de ellos pueden verse claramente aumentadas. Además, la reducción en la ingesta de alimentos puede contribuir a que no se aporte suficiente cantidad de nutrientes, por lo que en estos casos la administración de suplementos estaría justificada.

Según estudios llevados a cabo por la FESNAD, se requieren las siguientes aportaciones de minerales para la tercera edad:

	Sexo masculino		Sexo femenino	
	60-69 años	>70 años	60-69 años	>70 años
CA (mg)	1.000	1.000	1.000	1.000
P (mg)	700	700	700	700
K (mg)	3.100	3.100	3.100	3.100
Mg (mg)	350	350	320	320
Fe (mg)	10	10	10	10
Zn (mg)	10	10	7	7
I (µg)	150	150	150	150
Se (µg)	55	55	55	55
Na (mg)	1.300	1.200	1.300	1.200
Cl (mg)	2.000	1.800	2.000	1.800

Requerimiento de vitaminas

En cuanto a los requerimientos de vitaminas, un aporte correcto sería:

	Sexo masculino		Sexo femenino	
	60-69 años	>70 años	60-69 años	>70 años
Tiamina (mg)	1,1	1,1	1	1
B6 (mg)	1,6	1,6	1,2	1,2
Ácido fólico (mg)	300	300	300	300
B12 (µg)	2	2	2	2
Vitamina C (mg)	70	70	70	70
Vitamina A (µg)	700	700	600	600
Vitamina D (µg)	7,5	10	7,5	10
Vitamina E (µg)	15	15	15	15

Requerimiento de líquidos

Con la edad se altera la función renal y se disminuye la sensación de sed, lo que potencia el riesgo de deshidratación y de problemas de termorregulación. Por eso se recomienda una ingesta de líquidos de forma regular a lo largo del día, incluso aunque no se tenga sed, teniendo especial precaución en periodos de altas temperaturas, actividad física incrementada o individuos con patologías que requieran una ingesta hídrica restringida.

5.2. Requerimientos alimenticios

Los requerimientos alimenticios en la tercera edad no difieren de los ya citados en las demás etapas de la vida, y se debe asegurar el mantenimiento óptimo del estado de salud, y, a su vez, permitir realizar actividades físicas. No obstante, las particularidades de este colectivo hacen necesario seguir las siguientes recomendaciones:

Grupo de alimentos	Frecuencia mínima recomendada	Peso de cada ración
Agua	8 raciones/día	200 ml
Cereales, pasta, pan, arroz y patatas	6 raciones/día con predominio de formas integrales	40-60 g de pan, 60-80 g de pasta o arroz, 150-200 g de patatas
Verduras y hortalizas	2 raciones/día	150-200 g
Fruta	3 raciones/día	150-200 g
Lácteos	3 raciones/día	200-250 ml de leche, 200-250 g de yogur, 40-60 g de queso curado, 80-125 g de queso fresco
Aceite de oliva virgen extra	3-6 raciones/día	10 ml
Legumbres	2-4 raciones/semana	60-80 g
Pescados y mariscos	3-4 raciones/semana	125-150 g
Carnes magras, aves	3-4 raciones/semana	100-125 g
Huevos	3-4 raciones/semana	50-60 g
Frutos secos	3-7 raciones/semana	20-30 g
Embutidos y carnes grasas	Ocasional y moderado	
Margarinas, mantequillas, bollería, aperitivos y refrescos	Ocasional y moderado	
Vino / cerveza	Opcional y moderado	100 ml (vino) 200 ml (cerveza)

 TAREA 12

Ante la apertura de un nuevo centro de mayores y residencia, uno de los responsables de los centros de salud, nutrición y dietética LSCA se dirige hasta las instalaciones de cocina con el fin de asesorar al personal encargado de elaborar y servir el régimen alimenticio, ya que, hasta ahora, dicho personal se encargaba de la gestión de una residencia escolar.

Hazles ver mediante un informe las exigencias requeridas por este colectivo, con el fin de imponer unas pautas alimentarias adecuadas.

6. Resumen

No todos los individuos tienen las mismas necesidades alimentarias. No obstante, por sus características fisiológicas, pueden agruparse por la edad, diferenciándose entre:

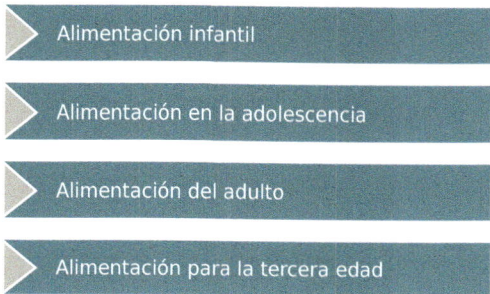

Alimentación infantil

Alimentación en la adolescencia

Alimentación del adulto

Alimentación para la tercera edad

Cubrir con las necesidades alimenticias requiere, a su vez, el estudio de diferentes componentes, independientemente de la edad o condición del usuario. Así, es fundamental conocer:

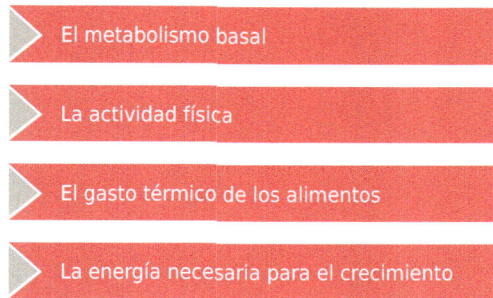

El metabolismo basal

La actividad física

El gasto térmico de los alimentos

La energía necesaria para el crecimiento

Una misma edad metabólica también difiere entre sexos, y no tienen las mismas necesidades nutricionales, y por tanto alimenticias, el sexo masculino y el femenino. Sirve como ejemplo el estirón puberal producido durante el periodo de la adolescencia.

Cada nutriente afecta significativamente al proceso de desarrollo del individuo, por lo que un déficit o, por el contrario, su exceso afectarán de forma negativa a su correcto desarrollo, mermando su calidad de vida.

Finalmente, es importante observar las pautas y guías ofrecidas por los organismos sanitarios, que mantienen un constante estudio de la situación nutricional, así como de los cambios sociales. Además, cabe destacar la pirámide nutricional ideada en última instancia por la Sociedad Española de Nutrición Comunitaria (SENC).

Ejercicios de autoevaluación
Unidad de Aprendizaje 5

1. Los requerimientos nutricionales en la edad infantil son mayores, debido a componentes como:

   a. El metabolismo basal.
   b. La actividad física.
   c. El gasto térmico de los alimentos.
   d. La energía necesaria para el crecimiento.

2. El rango calórico para un niño de entre 1 y 3 años estará entre:

   a. 500 y 800 kcal.
   b. 900 y 1.800 kcal.
   c. 1.500 y 2.100 kcal.
   d. 1.800 y 2.500 kcal.

3. La distribución calórica indicada como adecuada para un niño de más de dos años se corresponde con la del adulto. ¿Sabrías relacionarla?

   a. Hidratos de carbono
   b. Grasas
   c. Proteínas

   ___ 10 %
   ___ 30-35 %
   ___ 50-60 %

4. El aporte energético y nutritivo del público infantil asociado al almuerzo deberá estar en torno a:

   a. 20 %
   b. 25 %
   c. 30 %
   d. 35 %

5. **En la adolescencia, se indica como correcto que, para el sexo femenino con edades comprendidas entre los 14 y 18 años, se tenga un consumo de proteínas por gramo y día de:**

   a. 0,81 g/día.
   b. 0,86 g/día.
   c. 0,94 g/día.
   d. 0,98 g/día.

6. **Indica si las siguientes afirmaciones relacionadas con las ingestas recomendadas de vitaminas para los adolescentes con edades comprendidas entre 9 y 13 años son verdaderas o falsas:**

   a. Los requerimientos de vitamina A son iguales tanto para el sexo masculino como femenino.

      ■ Verdadero
      ■ Falso

   b. Los adolescentes de entre 9 y 13 años, independientemente del sexo, tienen las mismas necesidades de vitaminas D, E, K, y C, así como de tiamina, riboflavina y niacina, entre otras.

      ■ Verdadero
      ■ Falso

   c. En el periodo adolescente los requerimientos de vitamina B12 descienden con la edad.

      ■ Verdadero
      ■ Falso

7. **Ordena de mayor a menor los requerimientos de minerales en los adolescentes.**

   a. Magnesio
   b. Calcio
   c. Flúor
   d. Hierro
   e. Fósforo

8. **Indica si las siguientes afirmaciones sobre la interpretación de la pirámide nutricional actual propuesta por el SENC son verdaderas o falsas:**

   a. Los productos ricos en hidratos de carbono deberán ser excluidos de las comidas principales (desayuno, almuerzo y cena).

   ■ Verdadero
   ■ Falso

   b. El consumo de verduras y frutas debería estar presente al menos en dos o tres de las ingestas realizadas a lo largo del día.

   ■ Verdadero
   ■ Falso

   c. El consumo de huevos, pescados y carnes blancas deberá ser muy ocasional, no más de dos veces por semana.

   ■ Verdadero
   ■ Falso

   d. El consumo de alimentos ricos en azúcares, grasas y sal deberá ser ocasional, apostando al mismo tiempo por aquellos realizados de forma artesanal que presenten la máxima calidad.

   ■ Verdadero
   ■ Falso

9. **Se considera que, para un adulto de 75 kg de peso, la ingesta proteínica diaria será de:**

   a. 50 g
   b. 60 g
   c. 70 g
   d. 80 g

10. Indica si las siguientes afirmaciones sobre los requerimientos nutricionales en la tercera edad son verdaderas o falsas:

a. Un anciano tiene unas necesidades nutricionales en proteínas mayores que un adulto.

- Verdadero
- Falso

b. Se estima que un anciano (sexo masculino) con edad comprendida entre los 70 y 79 años tiene unas necesidades energéticas en torno a 1.800 kcal/día.

- Verdadero
- Falso

c. Las recomendaciones de fibra para las personas mayores sanas oscilan entre 20 y 25 g/día; no obstante, existe controversia al respecto.

- Verdadero
- Falso

Nutrición saludable: conocimiento de dietas terapéuticas

Contenido

1. Introducción
2. Conocimiento de dietoterapia
3. Nutrición enteral y parenteral
4. Resumen

Objetivos

El objetivo general de esta Unidad de Aprendizaje es:

→ Conocer las bases de las dietas destinadas al tratamiento de diversas patologías.

Los objetivos específicos de esta Unidad de Aprendizaje son:

→ Reconocer las dietas terapéuticas e imponer su aplicación en función de la enfermedad o tratamiento que se va a cubrir.

→ Identificar los tipos y diferencias de la nutrición enteral y parenteral.

1. Introducción

Con el fin de dar respuesta y cubrir las necesidades alimentarias de un usuario con presencia de alguna patología, se desarrollan las denominadas dietas terapéuticas: dietas específicas que se aplicarán sobre menús completos y equilibrados.

Las dietas terapéuticas pueden incluir cambios nutricionales, alimentarios, cambios en la textura del alimento que va a ingerirse, cambios en la técnica culinaria aplicada o incluso cambios en las raciones o porciones.

Algunos de los cambios más frecuentes se relacionan con enfermedades comunes como la diabetes o aquellos que sufren hipercolesterolemia. Así, por un lado, será fundamental intervenir sobre los carbohidratos, y por otro en el aporte de colesterol y de ácidos grasos saturados.

Otro de los aspectos determinantes en la aplicación de una dieta se relaciona con la necesidad de consumo, diferenciando entre dieta completa (con todos los requerimientos del paciente) y dieta incompleta (su aporte energético no cubre las exigencias del usuario).

Con estas premisas, y para ofrecer una mayor practicidad al estudio de las dietas terapéuticas, expondremos los ejemplos o casos acontecidos en los centros de salud, nutrición y dietética LCSA.

2. Conocimiento de dietoterapia

 HILO CONDUCTOR

Un alto porcentaje de los pacientes ingresados en los centros de salud, nutrición y dietética LSCA experimenta una mejora muy importante una vez que, tras su intervención clínica, comienza a ingerir alimentos, por lo que es muy importante reconocer la labor asociada a este hecho.

La adaptación de unas pautas alimentarias correctas en función de una patología específica hace que se obtengan los nutrientes necesarios para su desarrollo, lo que en muchos casos no supone un gran cambio, y puede consistir simplemente en el turbinado de un producto.

Las dietas pueden contribuir a la recuperación de un individuo complementando un tratamiento farmacológico o servir de apoyo para la preparación ante una intervención.

La aplicación y descripción de una dieta terapéutica (dietoterapia) está basada en una dieta basal a la que se le han añadido o retirado algunos elementos específicos, obteniéndose unas pautas alimenticias correctas y adaptadas a las necesidades del usuario. Son muy comunes las dietas dirigidas a la protección gástrica, las dietas astringentes, las dietas hipocalóricas o las dietas para tratar las dislipemias.

2.1. Conocimiento de dieta de protección gástrica

También denominada dieta blanda, se trata de una dieta formulada a partir de alimentos de textura suave, de fácil digestión y bajos en contenido graso.

Para su confección la técnica culinaria utilizada por excelencia es el hervido, y queda descartado el consumo de alimentos crudos.

En este tipo de dietas es muy recurrido el uso de sopas de caldo vegetal o de carne poco grasa (con arroz o pasta fina), patatas y zanahorias hervidas, verduras hervidas (o mejor en puré), tortilla simple, pescado blanco hervido, jamón cocido, pan de molde y queso fresco.

Además, es importante hacer un uso muy controlado de los condimentos, y deben imponerse niveles de grasa y fibra muy bajos.

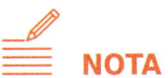 **NOTA**

Las dietas de protección gástrica se emplean para muchas indicaciones como:

* Úlcera gastroduodenal.
* Dietas astringentes.
* Patologías biliares.

2.2. Conocimiento de dieta astringente

Las dietas astringentes se caracterizan por su bajo aporte en fibra. Al mismo tiempo, y de forma generalizada, estas dietas también presentan un nivel bajo, muy bajo o están exentas en lactosa.

Este tipo de dietas trata de cortar enfermedades que cursan o tienden a las deposiciones diarreicas.

Existen diferentes tipos de dietas astringentes asociadas a distintos grados de acción. Las prescripciones sobre cada una de ellas dependerán de su progresión:

Dieta líquida astringente
- Este tipo de dieta suele incluir agua de arroz, zumo de manzana, caldo o caldo vegetal colado.

Dieta semilíquida astringente
- Formada por sémola de arroz, manzana cocida, dulce de membrillo y yogur.

Dieta blanda astringente
- Se basa en el uso de arroz hervido, pescado blanco o pollo hervidos. Incluye puré de patata, jamón cocido, tostadas de pan blanco, así como la inclusión de los productos citados en las dietas semilíquidas astringentes.

De fácil digestión, sin residuo
- Este tipo de dietas está basado en el uso de arroz, pasta o patatas hervidas en caldos suaves. No se incluirán productos como la fruta cruda y las ensaladas. Se puede iniciar en el consumo de verdura hervida, aceptándose al mismo tiempo los productos citados en la dieta blanda astringente.

Dieta sin residuo, rigurosa
- Este tipo de dieta incluye los mismos alimentos que una dieta basal o estándar, excluyendo las verduras, ensaladas, frutas crudas y legumbres, así como también el té, el café y los zumos.

2.3. Conocimiento de dieta para pacientes diabéticos insulinodependientes o con hipoglucemias orales

La diabetes es una de las patologías más extendidas, y la dieta es uno de los tratamientos que han de imponerse para su control y tratamiento. Se diferencian dos tipos de pacientes: aquellos insulinodependientes, o con diabetes tipo 1, y aquellos que tienen hipoglucemias orales, o diabetes tipo 2.

Diabetes tipo 1

Se trata de pacientes insulinodependientes. Su dieta debe ser variada, adecuada, equilibrada y completa, adaptándose a las necesidades de trabajo, ejercicio, patologías asociadas, etc., y ayudando a mantener un índice de masa corporal normal.

En caso de pacientes con diabetes tipo 1, que además tengan sobrepeso u obesidad, la dieta que deberá imponerse será hipocalórica con un aporte calórico de unas 1.500 kcal/día. En casos normales, se partirá de una dieta de unas 2.300 kcal, pudiendo llegar hasta las 2.700 kcal en pacientes con bajo peso o con gastos físicos importantes.

La composición de esta dieta debe ser normal, presentando el siguiente reparto:

- Proteínas: de 0,8 a 1 g/kg de peso.
- Grasas: no deben representar más de un 30 % del contenido calórico total, de las cuales las grasas saturadas no han de ser mayores al 10 % del aporte calórico total.

La ingesta de alimentos deberá ser dividida en 5 o 6 tomas al día, representando la siguiente distribución calórica:

- Desayuno: del 20 al 25 %.
- Media mañana: del 5 al 10 %.
- Comida: el 30 %.
- Merienda: el 5 %.
- Cena: del 25 al 30 %.

NOTA

El paciente deberá adecuar su ingesta con su actividad, así como con las pautas de insulina prescritas.

Diabetes tipo 2

La diabetes tipo 2 requiere de dieta, ejercicio y, en muchos casos, el consumo de antidiabéticos orales.

Al igual que en el caso de diabetes tipo 1, la dieta debe ser variada, adecuada, equilibrada y completa, teniendo presentes las necesidades energéticas del paciente. De igual modo, debe aspirarse a lograr y mantener un IMC normal.

En general, el aporte calórico se corresponderá con la edad, gasto energético, etc., así como a posibles situaciones fisiológicas especiales tales como la lactancia.

En función de la actividad física o gasto energético general, el aporte oscilará entre 25 kcal/kg y 40 kcal/kg y día, dependiendo de la actividad del individuo.

Dicho aporte calórico deberá tener una adecuada distribución, siendo una aproximación la siguiente:

- ➲ De 55 a 60 % de hidratos de carbono.
- ➲ De 0,8 a 1 g/kg/ día de proteínas.
- ➲ Menos del 30 % de grasas, de las cuales no más del 10 % serán en forma de grasas saturadas.

Al mismo tiempo, la formulación de este tipo de dietas debe tener presentes los siguientes principios:

- ➲ Colesterol: no deben ingerirse más de 300 mg/día.
- ➲ La dieta debe ser adecuada en micronutrientes.
- ➲ Fibra: se aconsejan 25-30 g/día.
- ➲ Sal: el consumo deberá ser menor a 6 g/día, siempre que no se tenga ninguna patología, ya que puede incluso imponerse un menor consumo.

⊃ Alcohol: no se recomienda.
⊃ Hacer uso de edulcorantes artificiales.

IMPORTANTE

Tanto la dieta como el ejercicio son dos aspectos importantes a la hora del tratamiento de estas patologías, y debe normalizarse un estado metabólico adecuado.

2.4. Conocimiento de dieta hipocalórica

Se trata de dietas relativamente severas, con un aporte calórico en torno a las 1.000 kcal/día, por lo que su confección puede ofrecer multitud de combinaciones. No obstante, una dieta hipocalórica básica, de partida, puede confeccionarse con alimentos simples como leche y yogur desnatado, ensaladas, pescado blanco, verduras, carnes magras y frutas. Este tipo de dietas suele reducir o incluso eliminar alimentos farináceos, así como técnicas de preparación basadas en la fritura, confitado u otras que supongan la inmersión en medio graso. También quedan excluidos productos como salsas, guisos, empanados y rebozados, por su alto aporte calórico.

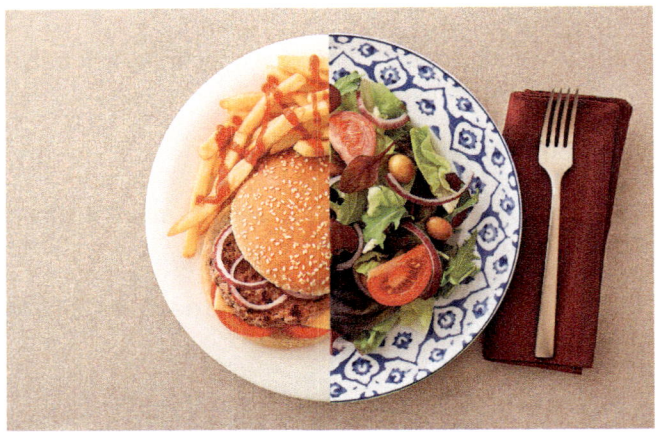

Los productos grasos deberán ser sustituidos por alimentos naturales de bajo aporte calórico y alto contenido en agua, minerales y vitaminas.

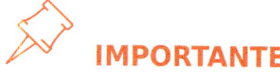

IMPORTANTE

El hecho de que una dieta sea hipocalórica no quiere decir que se convierta en poco variada y desequilibrada.

La formulación de una dieta hipocalórica tiene como propósito que el cliente pierda peso. No obstante, su aplicación no debe alargarse en el tiempo, y debe suplementarse si es necesario con aportes vitamínicos, minerales, proteínicos, etc.

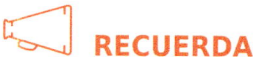

RECUERDA

Las dietas hipocalóricas deben seguir siendo equilibradas y variadas.

A continuación te presentamos un ejemplo de un tipo de dieta hipocalórica de 1.000 kcal:

Desayuno

El desayuno no deberá superar las 120 kcal, lo que supone el consumo de:

- 200 ml de leche desnatada sola, con café o té, o bien dos yogures naturales desnatados, o 35 g de queso fresco (72 kcal).
- 20 g pan integral o 15 g de pan tostado o galletas maría (48 kcal).

Media mañana

A media mañana se tendrá que consumir un máximo de 100 kcal, lo que supone el consumo de:

- Verduras o frutas (52 kcal), pudiendo elegir entre:

- 100 g de manzana o melocotón o limón o kiwi.
- 130 g de fresas o naranja o mandarina o albaricoque.
- 90 g de ciruelas.
- 80 g de peras.
- 150 g sandía o melón.
- 20 g plátano o uva e higos.

- Pan (48 kcal):

  - 20 g de pan integral.

_____

Comida

Se diferencia entre primer plato, segundo plato y postre, estableciéndose la siguiente relación:

- **Primeros platos.** Constará de:

  - Verduras (75 kcal). A elegir entre:

    - 300 g de acelgas o espinacas, coliflor o col, espárragos, setas, judías verdes, endibias, etc.
    - 150 g de zanahorias o alcachofas o remolacha.
    - Ensalada de verduras variada, en cantidad libre (lechuga, tomate, escarola, pepino, apio, rábanos, etc.).

  - Tubérculos, legumbres o pan (90 kcal). A elegir entre:

    - 100 g patatas, 120 g de habas enteras, 80 g de guisantes frescos, 30 g de pasta, 30 g de arroz, 40 g de legumbres y 40 g de pan integral.

- **Segundos platos.** Constará de:

  - Elegir una ración de entre las siguientes opciones (160 kcal aproximadamente):

    - 120 g carne de pollo sin piel.
    - 100 g carne de ternera, conejo o cordero sin grasa o pavo.
    - 60 g jamón serrano magro, jamón cocido sin tocino.
    - 150 g pescado blanco o azul.
    - 150 g marisco o 2 huevos.
    - 160 g de calamar o sepia o mejillones.
    - 50 g de embutido o quesos curados.

⊃ **Postre.** Supondrá 52 kcal y se podrá elegir entre:

- ◑ 100 g de manzana o melocotón o limón o kiwi.
- ◑ 130 g de fresas o naranja o mandarina o albaricoque.
- ◑ 90 g de ciruelas.
- ◑ 80 g de peras.
- ◑ 150 g sandía o melón.
- ◑ 20 g plátano o uva e higos.

Merienda

La merienda no supondrá un consumo mayor de 36 kcal, pudiendo elegir entre:

⊃ 100 ml de leche desnatada, 1 yogur natural descremado y 20 g de queso fresco descremado.

Cena

Se diferencia entre primer plato, segundo plato y postre, estableciéndose la siguiente relación:

⊃ **Primeros platos.** Constará de:

- ◑ Verduras (75 kcal). A elegir entre:

  - ⇕ 300 g de acelgas, espinacas, coliflor o col, espárragos, setas, judías verdes, endivias, lengua, etc.
  - ⇕ 150 g de zanahorias, alcachofas o remolacha.
  - ⇕ Ensalada de verduras variada, en cantidad libre (lechuga, tomate, escarola, pepino, apio, rábanos, etc.).

- ◑ Tubérculos, legumbres o pan (45 kcal). A elegir entre:

  - ⇕ 50 g patatas, 60 g de habas enteras, 40 g de guisantes frescos, 30 g de pasta, 30 g de arroz, 40 g de legumbres y 20 g de pan integral.

⊃ **Segundos platos.** Constará de:

- ◑ Elegir una ración de entre las siguientes opciones (80 kcal aproximadamente):

⇕ 60 g carne de pollo sin piel.
⇕ 50 g carne de ternera, conejo o cordero sin grasa o pavo.
⇕ 30 g jamón serrano magro, jamón cocido sin tocino.
⇕ 75 g pescado blanco o azul.
⇕ 75 g marisco o 2 huevos.
⇕ 80 g de calamar, sepia o mejillones.
⇕ 25 g de embutido o quesos curados.

➲ **Postre.** Supondrá 52 kcal y se podrá elegir entre:

◑ 100 g de manzana, melocotón, limón o kiwi.
◑ 130 g de fresas, naranja, mandarina o albaricoque.
◑ 90 g de ciruelas.
◑ 80 g de peras.
◑ 150 g sandía o melón.
◑ 20 g plátano o uva e higos.

Antes de acostarse

Se ingerirán 36 kcal, pudiendo elegir entre:

➲ 1 yogur natural desnatado.
➲ 100 ml leche desnatada pudiendo añadir té o café.

 IMPORTANTE

Para el seguimiento de la dieta mostrada, además, se deberán tener presentes las siguientes recomendaciones:

• Se podrá hacer uso de 2 cucharadas de aceite al día, lo que supondrá un aporte calórico de 180 kcal; es preferible el uso de aceite de oliva virgen extra. El aceite puede ser sustituido por 10 g margarina, 40 g aceitunas o 30 g de nata, aunque no se recomienda.
• El pan que se consumirá debe ser preferiblemente integral. No obstante, una de las raciones de pan puede ser sustituida a diario por 50 g de patata, 15 g de arroz, 15 g de pasta u 80 g de guisantes o habas frescas.

APLICACIÓN PRÁCTICA

Hasta uno de los centros de salud, nutrición y dietética LSCA llega un nuevo cliente y solicita una dieta hipocalórica, pues así se lo ha inscrito su médico.

Dicho cliente nos pone en aviso de que no es muy dado a las dietas y, además, hay muchos productos que no le gustan, como la leche o el pan integral, algunas frutas como la manzana o las peras, así como la ensalada o los pescados hervidos.

¿Qué productos podrán ser incluidos en la dieta de este cliente con el fin de satisfacer sus necesidades nutricionales y cumplir con la dieta encomendada?

Solución

La leche puede ser sustituida por yogur natural desnatado o bien queso fresco, siendo necesario considerar las unidades y peso.

La ensalada puede ser sustituida por otras verduras como pueden ser las setas, las judías verdes, etc.

El seguimiento de una dieta no siempre es fácil, y para ello se debe intentar adaptar a las preferencias del consumidor. No obstante en ningún caso una dieta hipocalórica puede integrar salsas o almíbares, ya que su proporción calórica es muy alta. En cuanto al pan integral, puede ser sustituido por otros panes blancos, aunque se deberá tener presente un menor consumo.

Se debe tratar de buscar un sustitutivo con las frutas que el usuario suela preferir, así como técnicas de cocinado para el pescado que sean de su agrado y que además cumpla con los principios para una dieta de este tipo (horneado, plancha, parrilla, etc.).

2.5. Conocimiento de dieta para la insuficiencia renal crónica

Se trata de dietas hipoproteicas, es decir, dietas con un bajo aporte en proteínas. Este tipo de dietas son descritas en casos de insuficiencia renal y en situaciones de cirrosis hepática con encefalopatía.

Insuficiencia renal	- Se deberán proporcionar de 0,6 a 0,7 g/kg/día, lo que supone seguir una dieta basal estándar, en la que se aporte aproximadamente 35-40 g de proteínas. Al mismo tiempo, esta dieta deberá ser restrictiva en cuanto a niveles de potasio, fósforo y sodio.
Cirrosis hepática con encefalopatía	- Siempre que el paciente sea capaz de ingerir alimentos por boca, este tipo de dieta deberá incluir un máximo de 25 g/día de proteína. Si el estado de salud mejora, este aporte pude llegar hasta los 50 g/día de proteína. En el caso de no obtener resultados adecuados, esta dieta suele ser suplementada con preparados orales de aminoácidos ramificados.

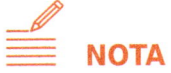 **NOTA**

Estas dietas suelen tener un aporte calórico normal y son bajas en proteínas.

2.6. Conocimiento de dieta de protección biliar

La dieta de protección biliar está indicada para personas que padezcan cólicos biliares o para aquellas a las que se haya intervenido de una cirugía de la vesícula biliar. Esta dieta tiene las siguientes recomendaciones generales:

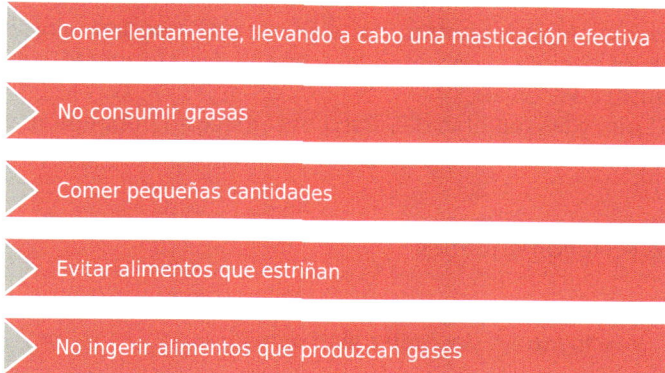

> Comer lentamente, llevando a cabo una masticación efectiva

> No consumir grasas

> Comer pequeñas cantidades

> Evitar alimentos que estriñan

> No ingerir alimentos que produzcan gases

La formulación de una dieta de protección biliar puede incluir, salvo algunas excepciones, todo tipo de alimentos en su versión desnatada o baja en calorías. Igualmente no se admiten alimentos grasos, salsas, especias, tabaco y alcohol.

Para profundizar en la confección de este tipo de dietas, a continuación exponemos los alimentos, así como técnicas de cocción aceptadas como adecuadas para la confección de estas dietas.

Alimentos recomendados

En la confección de una dieta biliar, se considera correcta la inclusión de los siguientes productos y técnicas de elaboración:

- Se pueden incluir en la dieta **bebidas** como la leche desnatada o las infusiones suaves (té y manzanilla, por ejemplo).
- Las **sopas y papillas** podrán incluir arroz, fideos o pastas en general, realizadas a partir de vegetales cocidos. Las papillas deben estar muy cocidas, e incluir como posibles ingredientes lentejas, maíz, avena, etc.
- Los **purés** están admitidos, siempre que se utilicen para ello patatas o legumbres secas, muy bien cocidas y haciendo uso de un tamiz.
- El consumo de **pastas** también está admitido, y puede elegirse cualquier forma (macarrones, tallarines, etc.).
- Los **pescados** que se utilizarán serán magros (lenguado, merluza, etc.), cocidos al vapor o en ebullición, a la plancha o a la parrilla, y pueden acompañarse de aceites o limón.
- Las **carnes** deberán ser magras, cocinadas a la parrilla, asada o hervida. En caso de presentar restos grasos, deberán ser eliminados, y su servicio deberá garantizar una carne tierna, dividida en pequeños trozos.

➲ En cuanto a los **postres,** deberán evitar el exceso de grasas. No obstante, se permite el consumo de mermeladas, compotas, zumos de frutas, frutas cocidas etc.

➲ El **pan** y las **galletas** deberán consumirse en pequeñas cantidades, pudiéndose incluir además elaboraciones como bizcochos, etc.

Alimentos no recomendados

En la confección de los menús dispuestos a cubrir dietas de protección biliar, se excluirán los siguientes elementos:

➲ El chocolate y los frutos secos.

➲ La leche o derivados lácteos grasos (quesos, yogures, mantequillas y margarinas, etc.).

➲ Las carnes grasas, debiéndose eliminar las grasas visibles.

➲ Los pescados azules o grasos, así como el marisco, ya que sus características así lo indican.

➲ La yema de huevo, pues es muy rica en grasa.

 **NOTA**

La extirpación de la vesícula biliar también tiene asociada una dieta específica en su posoperatorio consistente en:

• Primera ingesta líquida a las 24 horas de la intervención.

• Si es tolerable, dieta semilíquida baja en grasa (media ración) a las 48 horas de la intervención.

• Si es tolerable, dieta blanda biliar (media ración) a las 72 horas de la intervención.

• Si es tolerable, continuar con una dieta blanda biliar en volúmenes moderados durante 6-9 meses.

2.7. Conocimiento de dieta para dislipemias y cardiopatía isquémica

Las dietas destinadas a cubrir problemas de dislipemias y cardiopatías isquémicas pretenden contener el riesgo coronario asociado.

Por tanto, las dietas orientadas a este colectivo deberán mantener una situación ponderal normal, mejorando el perfil lipídico del paciente e implicando al mismo tiempo un aporte considerado de fibra.

Se deberá reducir el consumo de alcohol y sal, evitando el tabaco.

NOTA

Este tipo de dietas deberá ser acompañado de ejercicio físico moderado de práctica regular.

El planteamiento de una dieta para cubrir las dislipemias y cardiopatías isquémicas debe tener presentes los siguientes aspectos:

- **Ácidos grasos saturados**: los ácidos grasos saturados aumentan el nivel de colesterol en sangre, por lo que se deben evitar en la medida de lo posible, y ser sustituidos por ácidos grasos monoinsaturados y poliinsaturados, ya que disminuyen este valor.
- **Ácidos grasos poliinsaturados omega 6**: los ácidos grasos poliinsaturados omega 6 pueden producir la disminución del colesterol HDL (denominado "colesterol bueno"), por lo que no deben ser consumidos en exceso. Al mismo tiempo, la reducción de colesterol HDL se asocia con un aumento de las oxidaciones celulares.
- **Ácidos grasos poliinsaturados omega 3**: los ácidos grasos poliinsaturados omega 3 hacen que disminuyan los triglicéridos, por lo que también debe ser controlado.
- **Ácidos grasos monoinsaturados**: los ácidos grasos monoinsaturados parecen mantener el colesterol HDL, por lo que su consumo deberá regularse.
- **Ácidos grasos trans**: se comportan como los ácidos grasos saturados, pudiendo provocar placa de ateroma y con ello cardiopatía isquémica. Este tipo de ácidos deben ser evitados en personas con dislipemia.
- **Colesterol**: se deberá limitar la ingesta de colesterol, pues, aunque parece tener una menor influencia que la grasa saturada en el nivel sanguíneo, se verá reflejada.
- **Proteínas**: pese a que no hay indicios de que el nivel de proteínas influya en el perfil lipídico, ciertos estudios han determinado la influencia positiva que algunas proteínas de soja tienen sobre el colesterol.

- **Fibras:** de forma exclusiva, las fibras solubles (presentes en legumbres, verduras y frutas) tienen un efecto reductor de colesterol. Por su lado, la fibra insoluble tiene un mayor protagonismo en el tránsito intestinal.
- **Carbohidratos:** algunos estudios indican que el tipo de hidrato de carbono y la ingestión de fibra son dos premisas que deben contemplarse en la modelación del efecto de la dislipemia.

La implantación de una dieta dirigida a este colectivo diferencia dos etapas:

Etapa 1
 – Limitar las calorías derivadas de grasas saturadas a un 8-10 % del total de calorías y el colesterol a menos de 300 mg por día.

Etapa 2
 – Restringir aún más el contenido calórico proveniente de saturadas (menos del 7 % del total de calorías).

En ambas etapas, las grasas monoinsaturadas **no representarán más del 15 %** del total de calorías y las grasas poliinsaturadas **no más del 10 %** de las calorías totales.

Para confirmar el efecto de este tipo de dietas, esta debe mantenerse durante seis meses antes de iniciar una terapia farmacológica. Del mismo modo, en pacientes con enfermedad coronaria y un valor de colesterol LDL por encima de 100 mg/dl, el tratamiento debe comenzar con una dieta más restrictiva.

Según las indicaciones dadas, algunas de las consideraciones que deben tenerse en cuenta en la confección de una dieta enfocada para usuarios con dislipemias y cardiopatías isquémicas son las siguientes:

- **Carnes:** se tendrá que reducir el consumo de carnes rojas, ricas en grasa y productos cárnicos grasos. Se deben elegir carnes más magras, siendo representativa la carne de pollo, conejo, pavo o avestruz, entre otras.
- **Pescados:** el consumo de pescado debe ser superior al de carnes, y debe limitarse el consumo de pescado azul en caso de obesidad o hipertrigliceridemia.
- **Lácteos:** en el consumo de lácteos se deberán seleccionar aquellos bajos en grasa (desnatados).
- **Aceites:** hacer uso de aceites vegetales; destaca el aceite de oliva virgen extra, dada su riqueza en ácidos grasos monoinsaturados.

⊃ **Huevos**: los huevos no deben excluirse de la dieta, aunque sí limitar su uso (unos tres huevos por semana).
⊃ **Azúcares**: se tendrá que reducir el consumo de azúcares, así como de carbohidratos simples, quedando su ingesta por debajo del 10 % del valor energético total.
⊃ **Sal**: se limitará el consumo de sal, y será sustituida por condimentos suaves, como vinagres, limón, etc.
⊃ **Bebidas alcohólicas**: se desaconseja el consumo de bebidas alcohólicas.
⊃ **Fibra**: el aporte de fibra y polisacáridos presente en frutas, verduras y legumbres se reconoce como beneficioso, por lo que se recomienda su consumo.

2.8. Conocimiento de dieta baja en sodio

Se trata de una dieta con una **presencia de sal reducida, inferior a los 2.300 mg/día.** No obstante, en algunos casos estas restricciones pueden ser más severas, llegando a suponer incluso la mitad de dicho valor: 1.150 mg/día.

Estas dietas están indicadas para pacientes con hipertensión arterial, insuficiencia cardiaca, ascitis e incluso casos de insuficiencia renal.

Para la confección de esta dieta, deberemos considerar lo siguiente:

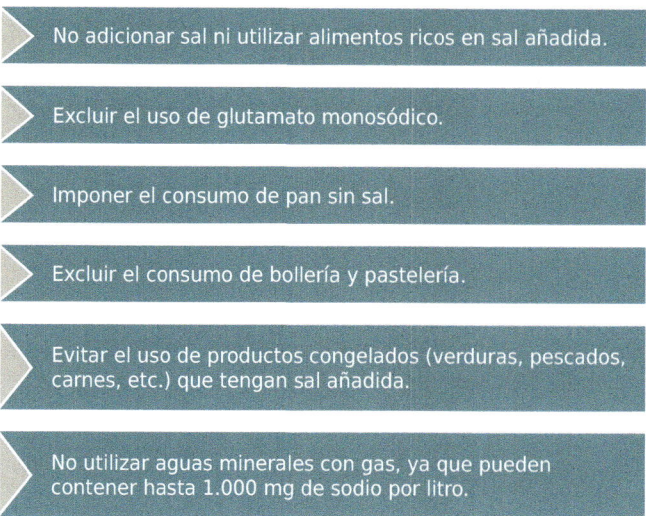

No adicionar sal ni utilizar alimentos ricos en sal añadida.

Excluir el uso de glutamato monosódico.

Imponer el consumo de pan sin sal.

Excluir el consumo de bollería y pastelería.

Evitar el uso de productos congelados (verduras, pescados, carnes, etc.) que tengan sal añadida.

No utilizar aguas minerales con gas, ya que pueden contener hasta 1.000 mg de sodio por litro.

PARA SABER MÁS

En el siguiente enlace podrás acceder a la web de OSAKIDETZA, en la que se incluye un manual completo sobre distintos tipos de dietas:

https://redirectoronline.com/ssanp034po0405

 ACTIVIDAD COMPLEMENTARIA

11. Muchas de las patologías o enfermedades pueden ser tratadas o suplementadas con la aplicación o imposición de una dieta.

Busca información sobre algunas de las patologías más comunes al respecto y describe cuál debe ser el patrón dietético que ha de seguirse para tratarla. Para ello podrás hacer uso de fuentes de internet o publicaciones especializadas.

 TAREA 13

Hasta el centro de salud, nutrición y dietética LSCA llega un nuevo usuario. En este caso nos indica que le han diagnosticado diabetes tipo 1 y tendría que comenzar a administrarse insulina.

También informa que ha eliminado de su dieta gran parte de los hidratos de carbono y grasas, así como la sal de las comidas.

Continúa en página siguiente >>

<< Viene de página anterior

Nos pide asesoramiento al respecto, ya que parece estar un poco perdido.

Como responsable de dicho centro, y partiendo del tipo de diabetes diagnosticada, deberás reconocer qué tipo de dieta se debe imponer, y desarrollar las bases de su aplicación.

3. Nutrición enteral y parenteral

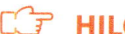 **HILO CONDUCTOR**

Uno de los usuarios del centro salud, nutrición y dietética LSCA ha empeorado en su diagnóstico, por lo que ha sido ingresado en la unidad de cuidados intensivos, requiriendo de nutrición enteral con el fin de recibir los nutrientes necesarios.

Se espera que su diagnóstico no empeore. No obstante, ante una situación crítica en la que el paciente no asimile los alimentos por vía gástrica, se podría optar por una nutrición parenteral, administrando por vía intravenosa los macro y micronutrientes necesarios, así como el resto de aportes para poder mantener la vida.

Cuando el paciente o usuario no es capaz de llevar a cabo un proceso alimentario normal, existen dos fórmulas para su alimentación: proporcionar una alimentación enteral o parenteral.

Dichas dietas deben estas prescritas, existiendo la posibilidad tanto de cubrir una dieta estándar, con o sin fibra, como también otras dietas específicas (ricas en proteínas, tipo peptídico...).

3.1. Nutrición enteral

La nutrición enteral es aquella en la que los nutrientes se administran mediante vía gastrointestinal, mediante el uso de una sonda (por ejemplo nasogástrica) o por enterostomía (gastrostomía o yeyunostomía).

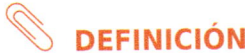

DEFINICIÓN

Enterostomía
Intervención quirúrgica por la que se aboca un segmento de intestino a la piel.

También se refiere a la administración de la dieta completa o como suplemento por vía oral en aquellos enfermos que, con la dieta diaria y habitual por boca, no lleguen a las calorías o nutrientes requeridos para sus necesidades, como en el caso de la anorexia nerviosa.

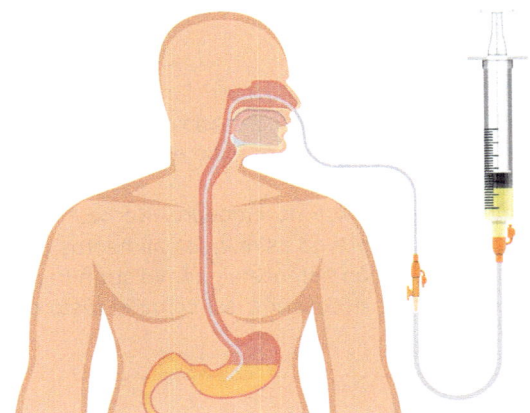

La nutrición enteral requiere de un especial cuidado en la manipulación del producto y herramientas utilizadas en su aplicación, ya que entrarán en contacto directo con la mucosa y tracto digestivo.

La elección de la fórmula enteral dependerá de factores como la edad, el diagnóstico del paciente, etc. La elección será individual, valorándose la cantidad y calidad de los nutrientes, así como la cobertura de micronutrientes.

Las fórmulas utilizadas pueden ser clasificadas según la densidad energético-proteica que posea la persona o bien por la presentación de sus nutrientes.

Por la presentación de los nutrientes
- Según la presentación de los nutrientes, la dieta enteral diferencia entre:
  - **Poliméricas.** Contiene los macronutrientes enteros sin hidrolizar.
  - **Peptídicas.** Se trata de disoluciones en las que las proteínas están hidrolizadas. Por su lado, los lípidos se encuentran en forma de triglicéridos de cadena media. Estas fórmulas suelen estar exentas de lactosa, utilizándose por tanto para la hidratación del carbono dextrinomaltosa como hidrato de carbono.
  - **Elementales.** Se trata de proteínas en forma de aminoácidos. Las grasas se presentan como triglicéridos de cadena media y dextrinas más hidrolizadas.

Por la densidad energético proteica
- Según la densidad energético-proteica, la dieta enteral diferencia entre:
  - **Estándar:** 1 kcal/ml.
  - **Hipercalórica:** de 1,5 a 2 kcal/ml.
  - **Hipercalórica-hiperproteica:** se trata de una dieta hipercalórica con un contenido proteico igual o superior al 18 % del valor calórico total.

En cuanto a su clasificación según el usuario al que se dirige, se diferencia entre fórmulas para lactantes, fórmulas pediátricas y fórmulas diseñadas para adultos.

Fórmulas para lactantes	Fórmulas pediátricas	Fórmulas para adultos
- Se diferencian las denominadas: - Fórmula leche materna. - Fórmulas de inicio y seguimiento. - Fórmulas para lactantes con enfermedades secundarias a un error congénito del metabolismo.	- Se diferencian las denominadas: - Fórmulas estándar pediátricas. - Fórmulas hipercalóricas. - Fórmulas peptídica pediátrica. - Fórmula elemental pediátrica.	- Diferentes en función de su composición, osmolaridad y sobre todo por su contenido en micronutrientes.

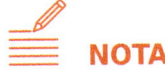

NOTA

La nutrición enteral puede ser administrada de forma fraccionada o continua. En este último caso, permite administrar mayor volumen de alimentos, favoreciendo la tolerancia digestiva.

3.2. Nutrición parenteral

La nutrición parenteral trata de lograr una nutrición adecuada mediante la administración por vía intravenosa de los macro y micronutrientes necesarios, así como de todo lo referente al aporte hidroelectrolítico, en los pacientes que no puedan, no deban o no quieran obtener estos nutrientes por vía oral o por vía enteral.

La nutrición parenteral puede ser total (cubre todos los requerimientos del paciente) o periférica (cubre de forma parcial los requerimientos del paciente).

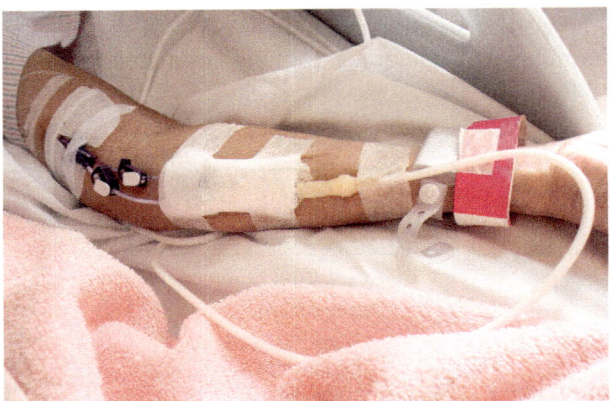

La nutrición parenteral suministrará de forma directa los nutrientes a la sangre.

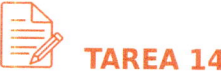

TAREA 14

En el día de hoy tenemos que visitar a domicilio a un nuevo paciente y a sus familiares, ya que, por su situación, requerirá la aplicación de una dieta especial. En concreto se trata de una dieta enteral, ya que no es capaz de comer por sí solo.

Al llegar al domicilio, observamos que el paciente, además, presenta grandes déficits de proteína.

¿Sería correcto la imposición de una dieta enteral? ¿Qué indicaciones deberás hacer llegar a los familiares para su correcta imposición?

Justifica tu respuesta.

---

4. Resumen

La alimentación puede ser una gran aliada en el tratamiento de enfermedades, facilitando una recuperación más efectiva.

Las dietas terapéuticas están basadas en una dieta basal, a la que se le extraen o agregan algunos elementos específicos, obteniéndose así unas pautas alimenticias adaptadas a las necesidades de un usuario. De entre las dietas terapéuticas más comunes, cabe diferenciar las siguientes:

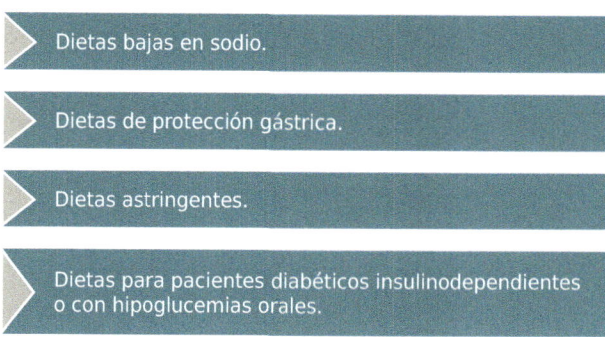

Dietas bajas en sodio.

Dietas de protección gástrica.

Dietas astringentes.

Dietas para pacientes diabéticos insulinodependientes o con hipoglucemias orales.

Continúa en página siguiente >>

<< Viene de página anterior

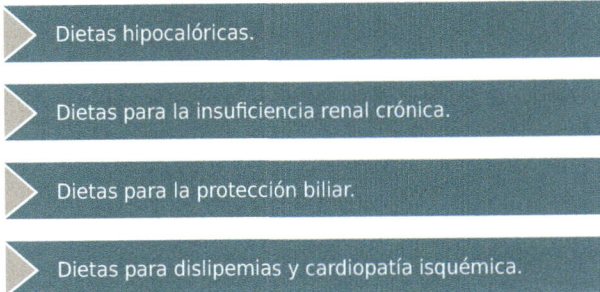

En los casos en los que el paciente no es capaz o que, por su tratamiento, no puede asimilar los alimentos, se desarrolla la llamada nutrición enteral y parenteral, con diferencias entre ellas tanto por el método de aplicación como por su formulación.

Dieta enteral
 — Consiste en la administración de los nutrientes a través de la vía gastrointestinal.

Dieta parenteral
 — Consiste en la administración por vía intravenosa de los macro y micronutrientes necesarios, así como todo lo referente al aporte hidroelectrolítico.

Ejercicios de autoevaluación
Unidad de Aprendizaje 6

1. **Identifica cuál o cuáles de las siguientes preparaciones son aptas para incluir en una dieta de protección gástrica:**

   a. Sopas de caldo vegetal.
   b. Repollo crudo.
   c. Verduras en puré.
   d. Pescado blanco hervido.
   e. Tortilla simple.
   f. Salteado especiado.

2. **Las dietas astringentes...**

   a. ... suelen estar exentas en lactosa.
   b. ... incluirán elementos grasos, así como técnicas de cocción que los incorporen.
   c. ... se asocian con la exclusión de elementos como el arroz, la pasta o las patatas hervidas.
   d. Todas las opciones son incorrectas.

3. **Indica si las siguientes afirmaciones son verdaderas o falsas:**

   a. Los diabéticos tipo 2 no presentan restricciones alimentarias, ya que su nivel de azúcares es controlado mediante la insulina inyectada.

      - Verdadero
      - Falso

   b. Los diabéticos tipo 1 tendrán una dieta basal normal en la que las grasas no deben representar más de un 30 % del contenido calórico total.

      - Verdadero
      - Falso

c. Los pacientes diabéticos deberán implantar dos únicas ingestas diarias.

■ Verdadero
■ Falso

d. La actividad física del diabético será tenida en cuenta en la
imposición de una dieta o pauta alimentaria.

■ Verdadero
■ Falso

**4. Indica cuál o cuáles de los siguientes principios se asocian con la im-
plantación de una dieta hipocalórica:**

a. Las dietas hipocalóricas suelen reducir o incluso eliminar
alimentos farináceos.
b. La fritura o el confitado son dos de las técnicas de elaboración
más empleadas en el cocinado de los productos orientados a
una dieta hipocalórica.
c. Quedan excluidos de una dieta hipocalórica productos tales
como los empanados, rebozados o guisos.
d. El pan blanco debe ser eliminado de toda dieta hipocalórica.

5. Las dietas para la insuficiencia renal crónica, se caracterizan por...

a. ... presentar altos aportes de nutrientes.
b. ... presentar un bajo aporte en proteínas.
c. ... presentar altos aportes de potasio y fósforo.
d. ... presentar altos niveles de sodio.

**6. Indica cuál de las siguientes afirmaciones sobre las dietas de protec-
ción biliar es correcta:**

a. Las grasas deberán estar presentes como parte principal de
la dieta.
b. Se deberán evitar alimentos que estriñan o produzcan gases.
c. Hay que comer en abundancia.
d. Se debe favorecer el consumo de alimentos astringentes.

7. Las dietas para dislipemias y cardiopatía isquémica promueven el consumo de ácidos grasos poliinsaturados omega 6, y además...

    a. ... puede producir la disminución del colesterol HDL, por lo que no se deben consumir en exceso.

    b. ... disminuirá las oxidaciones celulares.

    c. ... aumentará el nivel de colesterol HDL.

    d. ... eliminará el exceso hídrico del organismo.

8. Indica si las siguientes afirmaciones son verdaderas o falsas:

    a. Para hacer frente a una dieta dirigida a un paciente con dislipemia, hay que tener presente que el consumo de carnes rojas, ricas en grasas, serán fundamentales, estableciendo así el nivel lipídico adecuado.

        ■ Verdadero
        ■ Falso

    b. Dada la riqueza del aceite de oliva virgen extra en ácidos grasos monoinsaturados, su inclusión en una dieta para pacientes con dislipemias y cardiopatía isquémica es muy recomendable.

        ■ Verdadero
        ■ Falso

    c. El aporte de fibras provenientes de frutas, verduras y legumbres se reconoce como beneficioso en la imposición de una dieta para pacientes con dislipemia.

        ■ Verdadero
        ■ Falso

9. Una dieta baja en sodio tendrá una presencia de sal reducida, y su límite máximo es de:

    a. 1.800 mg/día.

    b. 2.000 mg/día.

    c. 2.300 mg/día.

    d. 2.500 mg/día.

10. La nutrición parenteral consiste en:

    a. La administración de nutrientes a través de la vía gastrointestinal, mediante el uso de una sonda o por enterostomía.

    b. La administración de alimentos por medio de una sonda nasogástrica.

    c. La administración de alimentos mientras se está en estado inconsciente.

    d. Lograr una nutrición adecuada mediante la administración por vía intravenosa de los macro y micronutrientes.

Glosario

Aditivo

Sustancia que se agrega a otras para darles cualidades de las que carecen o para mejorar las que poseen.

AESAN

Agencia Española de Seguridad Alimentaria y Nutrición.

Alimentos energéticos

Aquellos que proporcionan energía al organismo.

Alimentos nuevos

Aquellos alimentos que no habían sido consumidos en gran medida por los seres humanos de la UE antes del 15 de mayo de 1997.

Alimentos plásticos

Aquellos que contribuyen a la formación de tejidos.

Alimentos reguladores

Aquellos que facilitan la realización de las funciones del organismo.

Ascitis

Hidropesía del vientre, ocasionada por acumulación de seguridad en la cavidad del peritoneo.

Aterogénico

Que permite la formación de placas por debajo de la pared arterial.

Balance hídrico

Equilibrio entre los recursos hídricos que ingresan al sistema y los que salen de él.

Compuesto fitoquímico
Sustancia que se encuentra en los alimentos de origen vegetal, biológicamente activa.

Deglutir
Tragar los alimentos y, en general, hacer pasar de la boca al estómago cualquier sustancia sólida o líquida.

Edema
Hinchazón blanda de una parte del cuerpo, que cede a la presión y es ocasionada por la serosidad infiltrada en el tejido celular.

Fricción
Roce de dos cuerpos en contacto.

Glándula paratiroide
Glándula endocrina situada en el cuello.

Hexosas
Monosacáridos formados por una cadena de seis átomos de carbono.

Hilio
Fisura o depresión cóncava en la superficie de un órgano que señala el punto de entrada y salida de los vasos sanguíneos.

Legumbres frescas
Semillas y frutos no maduros de las hortalizas leguminosas.

Legumbres secas
Semillas secas, limpias y sanas y separadas de la vaina procedentes de plantas de la familia de las leguminosas, de uso corriente en el país y que directa o indirectamente resulten adecuadas para la alimentación.

Macroelementos
Se trata de aquellos minerales necesarios en cantidades. Un ejemplo de ellos son: el calcio, el fósforo, el potasio o el sodio, entre otros.

Macronutrientes
Son aquellos nutrientes que el organismo requiere en mayor cantidad, estando representados por los hidratos de carbono, las grasas, las proteínas y los minerales como el potasio, el calcio o el cloro.

Maniobra de Heimlich
Llamada compresión abdominal, se trata de un procedimiento de primeros auxilios cuyo propósito persigue desobstruir el conducto respiratorio.

Mesenterio

Repliegue del peritoneo, formado principalmente por tejido conjuntivo que contiene numerosos vasos sanguíneos y linfáticos y que une el estómago y el intestino con las paredes abdominales, y en el que se acumula a veces una enorme cantidad de células adiposas.

Microelementos

Se trata de aquellos minerales necesarios en cantidades muy pequeñas. Ejemplos de ellos son el cobre, el yodo, el hierro o el manganeso, entre otros.

Micronutrientes

Son aquellos que el organismo requiere en menor cantidad, estando representados por vitaminas y minerales, tales como el hierro, el yodo o el zinc.

Oleaginoso

Dícese de aquellas semillas o frutos de los que se puede extraer grasa.

Ovoide

Que tiene forma de huevo de gallina.

Pectina

Polisacárido complejo presente en las paredes celulares de los vegetales, especialmente en las frutas, que se utiliza como espesante en las industrias alimentaria, farmacéutica y cosmética.

Plexo de Auerbach

Parte del sistema nervioso entérico, existente entre las capas longitudinal y circular de la capa muscular externa del tracto gastrointestinal.

Polímeros

Compuesto químico, natural o sintético, formado por polimerización y que consiste esencialmente en unidades estructurales repetidas.

Prebiótico

Alimento que contiene sustratos que nutren la microflora intestinal beneficiosa para el huésped.

Probiótico

Alimento que posee de forma directa los microorganismos beneficiosos vivos, es decir, los probióticos, ejerciendo efectos beneficiosos sobre la salud del consumidor.

Proximales

Estudio de la determinación de los porcentajes de humedad, grasa, fibra, cenizas, carbohidratos solubles y proteínas en los alimentos.

Ribosas
Aldopentosa presente en algunos tipos de ácidos nucleicos, que por ello reciben la denominación de ribonucleicos.

Válvula connivente
Pliegues transversales que presentan la submucosa y la mucosa del intestino delgado.

Vitaminas hidrosolubles
Que se disuelve en agua.

Vitaminas liposolubles
Que se disuelve en grasa.

Bibliografía

Libros, monografías

→ AA. VV.: *Nutrición básica.* Antequera: IC Editorial, 2014.

Este manual presenta la anatomía de histología del aparato digestivo, así como la fisiología digestiva, conceptos básicos de nutrición y metabolismo, los tipos de nutrientes y los requerimientos nutricionales para una correcta alimentación y nutrición.

→ AA. VV.: *Los alimentos: propiedades, conservación y manipulación.* Antequera: IC Editorial, 2014.

Este manual presenta la composición, propiedades y valor nutritivo de los alimentos, así como también sus bases de control (calidad sensorial, nutricional y sanitaria). Presenta las opresiones básicas en la industria alimentaria, así como los avances en la tecnología culinaria y etiquetado nutricional.

→ AA. VV.: *Alimentación equilibrada y sus efectos en la salud de la población.* Antequera: IC Editorial, 2014.

Este manual muestra las bases o principios de una alimentación equilibrada, así como la valoración nutricional tanto de los alimentos como de la población (epidemiología nutricional). Expone información sobre las enfermedades relacionadas con la nutrición, así como las bases para una correcta educación nutricional.

→ AA. VV.: *Nuevas tendencias en alimentación y salud.* Antequera: IC Editorial, 2014.

Este manual presenta información sobre los fundamentos y aplicaciones de la biotecnología alimentaria, los alimentos funcionales y las tendencias actuales en alimentación *(fast food, slow food,* vegetarianos, etc.). Transmite información sobre los alimentos ecológicos, así como la influencia de la religión en la alimentación. Por último, se informa sobre las denominadas "dietas milagro" y la repercusión de su seguimiento.

→ AA. VV.: *Alimentación en las etapas de la vida.* Antequera: IC Editorial, 2014.

Este manual expone los requerimientos nutricionales en las diferentes etapas de la vida (infancia, adolescencia, edad adulta y envejecimiento), así como en situaciones específicas como puede ser el embarazo y la lactancia.

Textos electrónicos, bases de datos y programas informáticos

→ *Agencia Española de Seguridad Alimentaria y Nutrición.* Disponible en: <https://www.aesan.gob.es/AECOSAN/web/home/aecosan_inicio.htm>.

Página web de AESAN, Agencia Española de Seguridad Alimentaria y Nutrición, desde la cual se ofrece información objetiva a los consumidores y agentes económicos del sector agroalimentario español.

→ Ministerio de Agricultura, Pesca y Alimentación. Disponible en: <https://www.mapa.gob.es/es/>.

Página web de MAPA, Ministerio de Agricultura, Pesca y Alimentación, desde la cual se ofrece información completa y actualizada sobre agricultura, pesca y alimentación, con datos sobre razas, estadísticas, cambio climático, calidad y evaluación ambiental, etc.

→ SENC (Sociedad Española de Nutrición Comunitaria). Disponible en: <http://www.nutricioncomunitaria.org/es/>.

Página web de la Sociedad Española de Nutrición Comunitaria, desde la que se pretende orientar y formar en una correcta alimentación y nutrición, permitiendo prevenir y afrontar los problemas más frecuentes relacionados con las estrategias de nutrición y salud pública y teniendo como base los avances en el conocimiento y evidencia científica.

→ Fundación Española del Aparato Digestivo (FEAD). Disponible en: <https://www.saludigestivo.es>.

Página web de la Fundación Española del Aparato Digestivo (FEAD), donde, además de poder estar informado sobre las últimas novedades sobre ponencias, pruebas diagnósticas, enfermedades y síntomas digestivos, podrás conocer en profundidad el aparato digestivo.

Legislación y normativa

→ Reglamento (CE) n.º 1333/2008 del Parlamento Europeo y del Consejo, de 16 de diciembre de 2008, sobre aditivos alimentarios.